Mein Lauf ins Leben

Allgemeiner Hinweis:

Sandra Otto

Mein Lauf ins LEBEN

Sport als Rettungsanker nach der Krebsdiagnose

Meyer & Meyer Verlag

Widmung

Für meine beste Freundin Cindy, die jetzt regelmäßig läuft. Ich danke dir.

Haus Leben e. V., Leipzig

Ein ganz besonderes Anliegen ist es mir, dem *Haus Leben e. V.* (www.hausleben.org) zu danken. Das *Haus Leben e. V.* in Leipzig ist für mich eine Andockstelle in allen Lebenslagen. Es hat mir als Ort und Treffpunkt während meiner Erkrankung sehr geholfen, trotz und mit dem Krebs zu leben. Das umfangreiche Angebot des Hauses ermöglicht es Betroffenen und auch Angehörigen, mit dieser Krankheit umzugehen.

Auch jetzt noch, nach meiner Erkrankung, bin ich regelmäßig dort, teilweise auch, um selbst Vorträge zu halten, aufzuklären und Mut zu machen.

Anerkennung hat das Projekt bereits auf nationaler Ebene durch die Verleihung des Bundesverdienstkreuzes an die Vorstandsvorsitzende des Vereins, Frau Dr. Luisa Mantovani Löffler, erhalten. Sie erhielt diese Ehrung für herausragende Leistungen bei der Begleitung von krebskranken Menschen. Dabei wurde insbesondere das ganzheitliche Konzept, welches im Klinikum St. Georg, Leipzig, entwickelt wurde, herausgestellt. Das Projekt *Haus Leben e. V.* in Leipzig und Delitzsch mit seinen zahlreichen Initiativen und Projekten (unter anderem „Pink Shoe Day" und „Buon Natale") ist ein wichtiger Bestandteil dieses innovativen Konzepts.

Mein Lauf ins Leben

Bibliografische Information der Deutschen Bibliothek

Die Deutsche Bibliothek verzeichnet diese Publikation in der Deutschen Nationalbibliografie; detaillierte bibliografische Details sind im Internet über <http://dnb.ddb.de> abrufbar.

© 2018 by Meyer & Meyer Verlag, Aachen

Auckland, Beirut, Dubai, Hägendorf, Hongkong, Indianapolis, Kairo, Kapstadt, Manila, Maidenhead, Neu-Delhi, Singapur, Sydney, Teheran, Wien

 Member of the World Sport Publishers' Association (WSPA)
Gesamtherstellung: CPI – Clausen & Bosse, Leck

ISBN 978-3-8403-7608-5
E-Mail: verlag@m-m-sports.com
www.dersportverlag.de

Inhalt

Vorwort

von Achim Achilles

Liebe Läuferinnen und Läufer,

mögen uns unsere nicht laufenden Mitmenschen auch für seltsam halten – wir wissen es besser. Ein paar Stunden lockeren Trabs die Woche sind das billigste, schnellste und effektivste Gesundheitsprogramm, das es gibt. Wir halten unser Gewicht, wir kommen an die frische Luft, wir beugen dem Burn-out vor, stärken Herz und Kreislauf und treffen nette Menschen.

Laufen – das ist unsere Komfortzone, wenn wir es nicht übertreiben.

Unsere Sportfreundin Sandra Otto ist einige Jahre außerhalb dieser Komfortzone gelaufen. Es ging nicht nur um Wohlbefinden, sondern um ihr Leben. Der Krebs hat sie erwischt. Und ihre Antwort lautete: Laufen, immer weiter, auch als der Krebs ein zweites Mal kam.

Sandra Otto hat ihre Erfahrungen akribisch aufgeschrieben, ohne Scheu, ihre Gefühle, aber auch ihre Grenzen zu benennen. Sie zitiert zahlreiche Studien und liefert einen umfangreichen Quellenteil.

Einer Betriebswirtin gerät der Ton bisweilen Achilles-untypisch sachlich und fachlich, und genau diesen Sound empfinde ich als Wohltat angesichts der vielen hochemotionalen, aber fachlich nicht immer tiefschürfenden Texte, die zu diesem Thema bereits geschrieben wurden.

Sandras Fazit: Ob OP, Chemo, Haarausfall, Heulattacken. „Das Laufen wurde zu meiner Überlebenskonstante." Jede noch so kurze, noch so langsame Runde bedeutete Hoffnung und Freude, Befriedigung und Bestätigung.

Ich bedanke mich von ganzem Herzen bei Sandra Otto für ihr Vertrauen, ihre Offenheit und ihre angenehm kühle Sachlichkeit, die so unendlich viel Power verströmt. Ja, hier und da habe ich beim Lesen geheult und gedacht: Was für eine Geschichte, so einfach, so brutal, so millionenfach! Und welche Energie und Klarheit im Umgang damit. Respekt, Sportkameradin, Respekt!

Und jetzt? Weiterlaufen!

Berlin, im Februar 2017

Achim Achilles

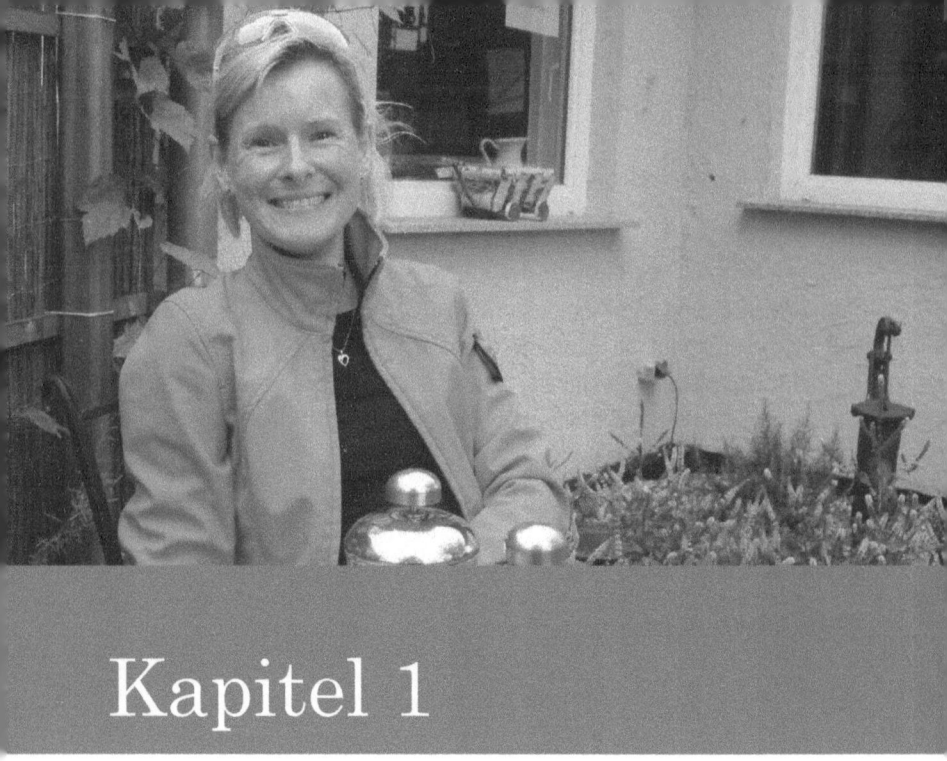

Kapitel 1

1 Mein Läuferleben davor und trotzdem

Jeder benötigt ein Laster oder auch mehr. Mein Laster ist das Laufen, inklusive Training, Ausgleichsgymnastik, Schwimmen, Radfahren, Ernährung, Urlaubsplanung, Laufliteratur und allen Verrücktheiten, die dazugehören. Ja, auch das Joggen bei unter -10° C im Eiswind und bei über 30° C im Schatten.

Ich rauchte nicht, trank keinen Alkohol, verzichtete fast völlig auf Fleisch und Wurst, wog 48 Kilogramm bei 162 cm. Kurzum, nach meinem Empfinden machte ich alles richtig. Die sportlichen Leistungen bestätigten mir meine Bemühungen. 2011 bildete mein bis dahin erfolgreichstes Jahr mit persönlichen Bestzeiten im Halbmarathon erstmals in 1:43:26 h in Leipzig, den Fünf-Seen-Lauf in Schwerin über 30 km schaffte ich in 2:32:36 h, beim Cospudener Seelauf siegte ich Ende August über die Halbmarathondistanz in 1:48:13 h (bei schwülen 35° C) bei den Frauen. Nur gut zwei Wochen später finishte ich im September den mitteldeutschen Marathon in Halle über die Halbmarathondistanz in 1:45:08 h und ich liebäugelte mal wieder mit einem Marathon.

Dann kam am 29. September 2011 die Diagnose Brustkrebs, am 23. April 2013 das Rezidiv. Ich lebte doch „richtig"?! Meinen behandelnden Ärzten gelte ich heute als klassisches Beispiel für: „Alles richtig gemacht und trotzdem die Diagnose Krebs." Ich halte deshalb auch als Beispiel für andere Patienten her. Ja, ich lebe. Und ich laufe. Trotz allem?! Ja, gerade deswegen. Durch das Laufen genieße ich jeden Lebenstag in vollen Zügen.

Ich bin nicht jeden Tag glücklich, finde aber zur Ausgeglichenheit und Zufriedenheit zurück. Im Fokus dieses Erlebnisberichts steht das konkrete „Wie?" des Fühlens, Denkens und Handelns. Meinen Weg will ich beschreiben, um euch einige Anregungen für eine bessere Lebensqualität durch Bewegung – vor allem durch das Laufen – zu geben.

Entlang meines Krankheitsverlaufs zeige ich meinen Laufweg. Meine Erlebnisse und Wahrnehmungen untermauere ich durch aktuelle Studienergebnisse. Dabei führe ich ebenfalls kritische Studien und Erfahrungen an, sodass ein ganzheitlicheres Bild entstehen soll. Jedes Kapitel endet mit einem kurzen Fazit. Am Ende des Buches weist das Literaturverzeichnis alle zitierten Studien und Quellen aus, sodass euch bei weitergehendem Interesse ein leichter Zugriff möglich ist.

Ich würde mich freuen, falls euch mein Erlebnisbericht zu mehr Bewegung mit Freude verleitet.

Markkleeberg, im Dezember 2017

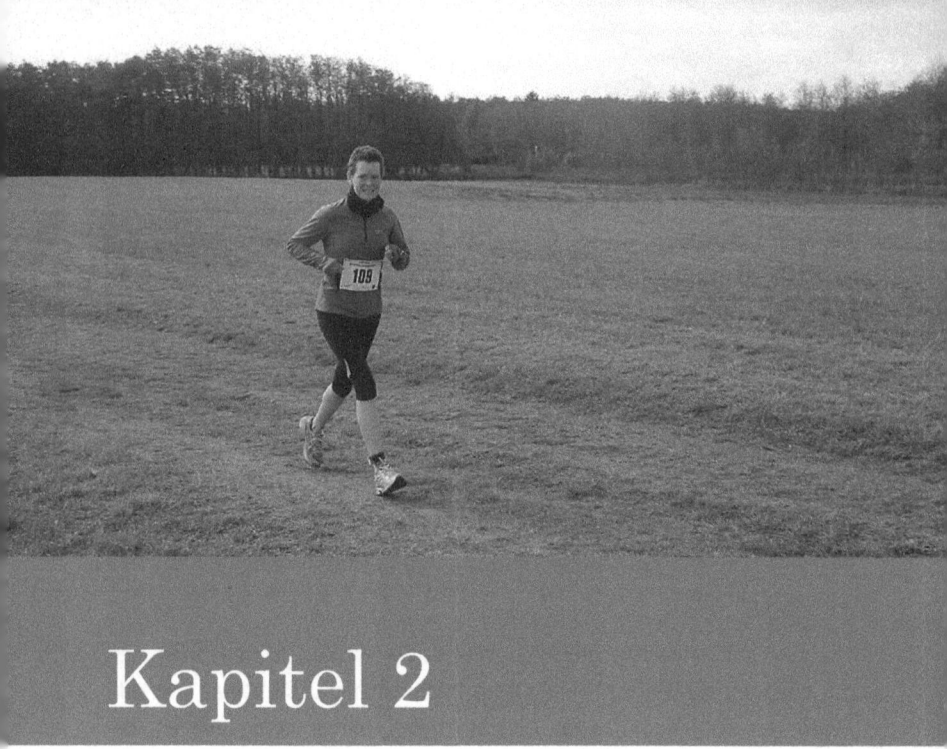

Kapitel 2

2 Laufen – meine Überlebenskonstante

„Das Leben ist zum Mitmachen da, nicht zum Zuschauen."

(Kathrine Switzer)[1]

2.1 Mein Trainingsplan während der Akutbehandlung

Neben Angst, Wut auf alles und jeden, Heulen und Lachen verstörte mich nach der Krebsdiagnose völlig unvorbereitet die empfundene Langeweile und erlebte Sinnlosigkeit meines Daseins. Wofür lohnte es sich noch, zu

---

[1] Switzer, 2011, S. 17.

warten, zu kämpfen, zu verzichten, zu leben? Bis ich mir diese zermürbenden Fragen beantworten konnte, benötigte ich erst einmal einen Überlebensplan, der mich von Tag zu Tag trug.

2.1.1 Orientierungslauf zwischen Diagnose und Behandlungsbeginn

Im Oktober 2010 ertastete ich einen Knoten in meiner Brust. Völlig aufgelöst, suchte ich eine Gynäkologin auf. Sie beruhigte mich nach einem ausführlichen Anamnesegespräch, Abtasten und Ultraschall mit der Diagnose: Zyste. Unendlich erleichtert verließ ich die Praxis. Wie konnte ich auch auf die Idee kommen, es wäre etwas anderes? Ich, die ich doch sportlich, gesund und fit war, keine Herausforderung scheute.

Ein Jahr und ein paar Frauenarztbesuche später stand am 29. September 2011 völlig unerwartet die Diagnose Brustkrebs im Raum. Ich, die ich doch noch vor einem Monat den Cospudener Seelauf gewonnen hatte, den mitteldeutschen Halbmarathon zwei Wochen zuvor in Halle/Saale mal noch nebenher mitnahm. Ein Radiologietermin mit Stanzbiopsie am 30. September 2011 ließ auch den letzten positiven Zweifel zerplatzen. Immerhin waren meine inneren Organe, wie die Lunge, die Leber, die Nieren, noch nicht befallen.

Mit jedem schmerzhaften Atemzug rannen mir die Tränen über die Wangen. Wie sollte ich das verlängerte Wochenende durchstehen? Alle jubilierten ob des freien Montags, dem 3. Oktober 2011, und ich sah mich bereits sterben.

Erstmals meldete ich mich bei meinem Arbeitgeber am 30. September 2011 krank. Nachts hatte mich mein Mann fest in den Arm genommen, und wir heulten gemeinsam. Trotzdem wollte ich den Radiologietermin allein durchstehen. Mein Mann benötigte Routine und Ablenkung durch den Job, und ich musste mich mit meinem neuen Leben zurechtfinden. Ich hatte keine wirkliche Vorstellung, was mich erwarten würde. Allerdings spürte ich in mir, dass die Kraft zum Kämpfen und Lebenwollen aus mir kommen musste.

Am Morgen des Radiologietermins war ich körperlich am Ende, mental ausgelaugt. Ich brauchte Ablenkung und musste mich spüren können. Also zog ich die Laufschuhe an, um eine Runde um meinen Haussee zu drehen. Weniger als 24 Stunden zuvor hatte ich die Runde erst absolviert. Innerlich beschäftigt war ich damals mit Budgetzahlen, dem anstehenden Bowlingtermin mit den Kollegen, dem 70. Geburtstag meines Vaters. Jetzt – wenige Stunden später – nahmen mir die Tränen die Luft für die Lungen. Ich keuchte, wischte Tränen ab, die Nase tropfte und ich lief weiter. In meinem Kopf hämmerte nur noch: „Krebs, Tod, Krebs, Tod, wann, warum ich?"

Ungefähr nach der Hälfte der Seerunde hatte ich meinen Kopf so weit ausgepowert, dass ich nur noch keuchte. Die Tränen versiegten. Ich spürte, wie die morgendliche Herbstkälte meine Stirn kühlte. Leichter Modergeruch des ersten bunten Laubs weckte meine Nase. Die Vögel um mich her zwitscherten. Der Verkehrslärm der A 38 kroch langsam in mein Gehör. Ich begriff: Das Leben geht weiter – mit mir und ohne mich.

Ich brauchte Abstand, um mich innerlich zu sortieren. Also beschloss ich, am geplanten Ablauf der Folgetage festzuhalten. Dies bedeutete, am Folgetag den 70. Geburtstag meines Vaters zu feiern, meinen Mann am Sonntag vom „Cross de Luxe" abzuholen, den 03. Oktober zu überstehen und am 4. Oktober 2011 eine Ahnung vom weiteren Vorgehen zu erhalten.

Bei meinen Eltern angekommen, wäre ich ihnen gern aus tiefstem Herzen um den Hals gefallen, wollte heulen. Aber ich beschloss, meinem Vater nicht diese mit viel Liebe und aus einfachsten Mitteln durch Freunde sowie Nachbarn organisierte Feier zu verderben. Er war so stolz auf mich, meine gerade abgeschlossene Promotion. Aus seinem Blick sprach unendliche Liebe. Doch ich benötigte auch nervliche Pausen. So gingen mein Mann und ich im Tagesverlauf immer wieder spazieren, heulten, drückten unsere Hände.

Meinem Mann musste ich am Folgetag gut zureden, zum Wettkampf zu gehen. Die Sonne schien von einem strahlend blauen Himmel. Ich selbst nutzte den Sonntag für einen langen Lauf entlang der Luppe durch den Clara-Zetkin-Park in Leipzig über den Fockeberg zurück nach Markkleeberg. Mit jedem Laufschritt nahm ich Abschied von dieser lieb gewonnenen Strecke, die ich als so selbstverständlich wahrnahm. Den Montag, 03.10.2011 und damit den Feiertag, brachten mein Mann und ich mit einem langen Spaziergang hinter uns. Ich musste mich körperlich verausgaben, um nachts wenigstens ein paar Stunden Ruhe zu finden.

Am Dienstag ging ich ohne Anmeldung oder Überweisung direkt in das Brustzentrum des Uniklinikums Leipzig. Verständlicherweise mit Wartezeit wurde ich kompetent und nach Einholung der bereits vorhandenen Befunde der Radiologie von der Oberärztin empfangen.

Es sah nicht gut aus. Der Tumor hatte einen Durchmesser von 7 cm, wuchs sehr schnell und bot nur wenig Angriffsflächen für eine Chemotherapie. Es handelte sich um eine sehr aggressive Variante, den sogenannten *triple-negativen Brustkrebs*.

Der Standardschlachtplan sah zunächst einen kleinen operativen Eingriff vor, um den Wächterlymphknoten (Sentinellymphknoten) und weitere suspekte Lymphknoten zu entfernen. Mit diesem Schritt sollte festgestellt werden, ob mein Mammakarzinom bereits gestreut hatte oder noch lokal behandelbar blieb. Unabhängig davon schloss sich eine neoadjuvante Chemotherapie an. Hierdurch sollte der Tumor verkleinert werden. Eine Reaktion des Tumors würde auch vom positiven Anschlagen der Chemotherapie zeugen.

Trotzdem machte mir die Oberärztin wenig Hoffnung auf eine brusterhaltende Operation, da der Tumor sehr groß war und bereits mindestens ein Jahr Zeit hatte, sich auszubreiten (sogenannte *Angiongenese*: Hier bildet der Tumor kleine Wurzeln zum umliegenden gesunden Gewebe und zapft dieses für weiteres Wachstum an.).

Mein schmaler Körperbau mit Körbchengröße 70 A begründete ein weiteres K.-o.-Kriterium für eine brusterhaltende Operation. Nach der Chemotherapie stand die eigentliche Entfernung des Tumors an. Den Abschluss der Akutbehandlung bildete die obligatorische Bestrahlung. Alles in allem sollte ich von etwa sechs Monaten Akutbehandlung und weiteren zwei Monaten Bestrahlung ausgehen. Allerdings mussten mein Körper und meine Psyche mitspielen.

Krampfhaft suchte ich nach einer Konstanten in meinem Leben. Der Sport, insbesondere das Laufen, prägte seit über 10 Jahren meinen Lebensalltag. Die Oberärztin befürwortete dies und meinte, mein Körper würde mir selbst ein Stoppsignal senden. Meine Bedenken über das Aufplatzen möglicher Operationsnarben wischte meine Ärztin mit der Bemerkung weg, dass man diese wieder zunähen könnte. Diese pragmatische Ehrlichkeit nahm mir ein Stück meiner Befürchtungen.

Meine bohrenden Fragen nach einer Überlebensprognose blieben unbeantwortet. Zum damaligen Zeitpunkt wäre jede Aussage unseriös gewesen, wie ich heute endlich verstehen kann.

Mental war ich mehr als nur angeknackst. Bereits am 06. Oktober wäre die Entfernung der Lymphknoten möglich. Ausgerechnet im Oktober nehmen mein Mann und ich traditionell am Staffelmarathon in Dierhagen teil. Hieran wollte ich festhalten, und die Oberärztin meinte, dass es auf eine Woche früher oder später nicht ankommen würde.

Der Lauftag des Staffelmarathons selbst grüßte mit strahlendem Sonnenschein und blauem Himmel. Wie immer lief ich die ersten vier Runden der Strecke, mein Mann übernahm den zweiten Teil. Ich sehe noch heute jeden Maulwurfshügel auf der Startwiese vor mir.

Wurzeln, die es auf den Moorpfaden zu beachten galt, den Strandabgang zum Meer, rund 500 m entlang der Ostsee, die Sanddüne wieder hinauf durch aufgeschüttetes Heu und Gras. Danach hinein in das Ribnitzer Moor, auf dessen Pfaden es galt, nicht über Baumwurzeln zu stolpern, zurück über breite Waldwege bis zur Festwiese im Start-/Zielbereich.

Insgesamt vier Runden atmete mein noch nicht von der Chemotherapie belasteter Körper die Atmosphäre des Staffelmarathons. Für Momente konnte ich innerlich abschalten, den Lauf genießen, meinen doch gut funktionierenden Körper spüren. Meine innere Zerrissenheit spiegelte sich allerdings in den schwankenden Laufrundenzeiten wider. Untypisch für mich, da ich sehr konstant laufe, die Uhr nach mir gestellt werden kann. Mit meinem vermeintlich letzten Zieleinlauf übergab ich an meinen Mann. In der Kategorie Paarlauf belegten wir den zweiten Platz, landeten insgesamt im Mittelfeld.

Jetzt war es vollbracht, und ein neues Lebenskapitel begann für mich. Am Dienstag checkte ich stationär ein. Eine Psychoonkologin nahm mir meine letzte mentale Kraft. Ich wollte alles über die Krankheit und die mir verbleibende Lebenszeit erfahren. Doch ich erhielt von der Psychologin ein Buch, das mir den Eindruck vermittelte, lieber ein Testament zu schreiben, als zu kämpfen.

Einerseits ließ ich mich hängen, andererseits versuchte ich, dem Krankenhausalltag zu entfliehen. Ich spazierte täglich verbotenerweise durch einen nahe gelegenen Park. Jede Runde, 1 km lang, führte – wenn ich wollte – sogar über einen kleinen Hügel. Aus einem inneren Impuls heraus fasste ich den Entschluss, täglich mindestens zwei Stunden mich in irgendeiner Weise an der frischen Luft zu bewegen. Ich konnte die Jogger und Spaziergänger, die Vögel und die fallenden Blätter beobachten. Je fitter ich vor und während der Akutbehandlung blieb, desto leichter würde mir der Einstieg in die Laufroutine fallen. Vielleicht müsste ich diese gar nicht aufgeben?

Am Donnerstag wurde mir unter örtlicher Betäubung der Port für die Chemotherapie gelegt, rechts unter das Schlüsselbein und direkt neben der Lunge. Ich hörte tatsächlich ein „Pffff", als der chirurgische Schnitt erfolgt und der Port in die Wunde gedrückt wurde.

Kaum dass ich wieder aufstehen durfte, aß ich völlig ausgehungert das kalte Krankenhausmittagsmenü und spazierte auf wackeligen Beinen und im schickem Krankenhausnachthemd unter Jeans und Strickjacke bereits wieder durch den Krankenhauspark. Abends verließ ich mit meinem Mann verbotenerweise sogar das Gelände und ging zum Frisör. Es galt, meine Zweitfrisur zu planen.

Langsam ließ die Narkose nach, die Wunde schmerzte und pochte. Doch auch nachts verzichtete ich auf Schmerz- und Schlafmittel, versuchte, es mir erträglich im Krankenhausbett zu machen. Jede unnötige Medizin wollte ich um der Gesundheit willen vermeiden. Verrückt, aber so ticke ich auch heute.

Am Folgetag dann die Entfernung der Lymphknoten unter Vollnarkose. Dies war überhaupt die erste richtige Operation meines Lebens, der erste bewusste Krankenhausaufenthalt für mich. Auf meinem Zimmer nach der OP wieder angekommen, las ich in dem Buch der Psychologin, wie schlecht es für mich aussah. Mein Mann fand mich als heulendes Elend vor, das über den Krankenhausflur schlich.

Wie früher im Ferienlager empfand ich Heimweh. Ich erkannte mich nicht wieder. In den Tagen darauf bettelte ich um eine Entlassung. Obwohl ich den Umständen entsprechend in guter körperlicher Verfassung war, blieb ich drei weitere Tage auf der Station. Täglich erweiterte ich meine Runden durch den Park. Manchmal suchten mich die Schwestern, und ich erhielt Mahnungen, weil ich nicht auf dem Gelände geblieben war. Doch ich nutzte jede Gelegenheit mehrmals am Tag für die Bewegung an der frischen Luft, um auf meine zwei Stunden zu kommen.

Ich wollte mich von den anderen Patienten abgrenzen, wollte nicht vor Schmerzen klagen, sondern leben. Ich stellte mir vor, mit jedem Schritt an der frischen Luft meinem Leben noch eine Minute auf Erden zu schenken. Ich biss die Zähne zusammen, wenn es wehtat, probierte sogar am zweiten Tag nach der Operation so etwas wie zwei, drei zögerliche Laufschritte. Während der Visite fragte ich konkret, wann ich wieder joggen könnte. Eine Woche nach der Operation wurde mir als Zeitpunkt genannt. Ich jubelte innerlich.

Nach der Entlassung probierte ich dann doch, eine erste kleine Runde von 30 Minuten zu joggen. Am nächsten Tag wagte ich vorsichtig eine Runde um den Haussee. Ich hatte Angst um die OP-Narbe unter der linken Achselhöhle, auch spannte die Wunde rechts über dem Port. Doch ich schaffte langsam in 1:25 h die 13 km bis nach Hause. Mein Körper kribbelte, mein Kopf jubelte. Ich kann noch laufen. Ein potenzieller kompletter Trainingsausfall ließe sich vielleicht vermeiden. Die Operationsnähte hielten, und auch die erste Wundkontrolle war okay.

Meinen täglichen Heulattacken konnte ich mich nicht ganz entziehen, doch sie wurden weniger. Auch nachts wachte ich nur noch zwei- bis dreimal auf. Ich wechselte das Laufen mit langen Spaziergängen täglich ab. Diese meine „Wanderungen" verband ich mit den Wegen zu Arztterminen, Physiotherapien, Perückenanproben, Laborterminen und weiteren Untersuchungen.

Bisher existieren nur sehr wenige Studien, die sich explizit mit den sportlichen Aktivitäten und deren positiven Einflüssen unmittelbar nach der Krebsdiagnosestellung auseinandersetzen. Singh et al. (2013) identifizierten aus 411 einschlägigen Artikeln in einer Metaanalyse 18 relevante Untersuchungen. Die Studien zeigen, dass eine regelmäßige sportliche Betätigung bereits vor Therapiebeginn sich positiv auf die allgemeine Fitness, die Herzfunktionsfähigkeit, die Lebensqualität auswirkt. Krankenhausaufenthalte, bspw. im Rahmen von Operationen, sind deutlich kürzer.

Sportlich aktive Prostatapatienten erhalten die Kontinenz zurück. Die Überlebensrate nach Abschluss der Akutbehandlung kann sich verlängern, insbesondere, wenn eine regelmäßige sportliche Aktivität vor, während und auch im Anschluss an die Therapie ein zentraler Lebensbestandteil bleibt (Singh, Newton & Galvao et al., 2013, S. 94-102).

Travier, Velthuis und Steins et al. (2015) begleiteten eine Studie an 204 niederländischen Krebspatientinnen zwischen Januar 2010 und Dezember 2012. 102 Betroffene begannen unmittelbar nach der Diagnosestellung mit einem 18-wöchigen Fitnessprogramm. Zweimal pro Woche wurde unter Anleitung die Kondition und die Muskulatur trainiert. Die Vergleichsgruppe erhielt kein angeleitetes Training. Nach 18 Wochen litten die Patienten der Fitnessgruppe weniger unter einer körperlichen Schwäche, hatten mit geringeren Gewichtsproblemen zu kämpfen, verfügten über ein gestärktes Herz, fühlten sich insgesamt wohler in ihrem Körper, zeigten verminderte Symptome einer psychischen Müdigkeit

(Fatigue, ausführlicher hierzu Kap. 3.3, „Regelmäßiger Sport mindert die Fatigue") im Gegensatz zur Kontrollgruppe.

36 Wochen nach der Diagnosestellung nivellierten sich die Unterschiede in beiden Gruppen, da auch die Teilnehmer der Kontrollgruppe gesundheitlich erstarkten. Das angeleitete Fitnessprogramm unmittelbar nach der Diagnosestellung führte zu weniger intensiven Nebenwirkungen während der Chemotherapie. Allerdings zeigten sich nur geringe Unterschiede in der empfundenen Lebensqualität, den Angstgefühlen und depressiven Phasen für beide Gruppen.

Die Studie zeigt, dass sportliche Aktivitäten unmittelbar nach der Diagnosestellung sicher durchführbar sind, die Betroffenen für die Therapie stärken und unterstützend während der Akutbehandlung wirken (Travier, Velthuis & Steins et al., 2015, S. 2-10).

Bereits zur Vorbeugung therapiebedingter, extremer Nebenwirkungen, insbesondere der Fatigue und körperlicher Einschränkungen, gibt es in Deutschland die Möglichkeit einer individuellen onkologischen Trainings- und Bewegungstherapie. In Abhängigkeit von der Krebserkrankung wird mit den Therapeuten ein Trainingsplan entwickelt. Dieser kombiniert Kraft, Ausdauer und Entspannung und lehnt sich an die Empfehlungen der Weltgesundheitsorganisation an. Explizit setzt diese Trainingstherapie bereits nach der Diagnosestellung an (Baumann, Hallek & Meyer et al., 2015, S. 1457-1460).

FAZIT

Das Laufen wurde zu meiner Überlebenskonstanten, die mich durch alle Höhen und Tiefen begleitet.

Am meisten graute mir vor dem Termin zur Planung meiner Chemotherapie. Wie sehr würde mich die Behandlung einschränken? Die Angst vor dem Moment des unvermeidlichen Haarausfalls jagt mir noch heute

Kälteschauer durch den Körper. Mit dem Haarverlust verbinde ich die unvermeidliche und für alle sichtbare Diagnose. Sämtliche psychischen und physische Veränderungen kann ich gut mit mir ausmachen. Ich beiße die Zähne zusammen und kämpfe mich durch. Doch gegen den Haarverlust fühlte ich mich machtlos.

2.1.2 Laufen während der Chemotherapie: Ich ziehe ohne Unterbrechung durch

Am 19. Oktober 2011 betrat ich erstmals die Onkologiepraxis, die heute einen festen Bestandteil meines Lebensalltags bildet. Auch hier galt eine meiner ersten bangen Fragen unter Tränen dem Laufen. Meine Ärztin blickte mich aus großen dunklen Augen skeptisch an: „Na ja, eine Runde um den Block ... maximal 5 km!" Sollte dies ein Witz sein? Ich, die ich noch am gleichen Morgen 14 km durch ein nahe gelegenes Waldstück gelaufen war! Ich brauchte doch eine innere Selbstbestätigung für mich, dass mein bisheriges Läuferleben meiner Gesundheit zuträglich gewesen war.

Mittlerweile wissen meine Onkologin und ich sehr viele private Details voneinander. Als Sportlerin, aber Nichtläuferin, war sie damals mehr als überrascht von meinem Ansinnen. Mittlerweile empfiehlt meine Ärztin auch anderen Patienten eine sportliche Betätigung entsprechend den individuellen Möglichkeiten.

Ich drang auf einen konkreten Ablaufplan der Chemotherapie, insbesondere das Ende sah ich als Zieleinlauf an. Ich würde sechs Zyklen im Abstand von drei Wochen erhalten. Der erste Termin stand für den 26. Oktober 2011 an, der letzte Termin für den 07. Februar 2012. Dieses Datum brannte sich in mir ein – das Ende meines Tunnelblicks.

Jede Chemositzung dauerte etwa acht Stunden. Beginnend mit einer Vorspülung in Form einer Kochsalzlösung, schlossen sich drei verschiedene Chemotherapeutika an. Abschließend gab es noch einmal Kochsalz. Eine der Infusionen konnte zum Ausfallen von Hand- und Fußnägeln führen. Einen potenziellen Schutz boten Eishandschuhe während der Infusion.

Beim ersten Mal traf mich der Eisschock am 26. Oktober 2011 nicht wirklich vorbereitet. Die Kühlteile kamen direkt aus dem Tiefkühlschrank. Probiert einmal, eure Hände ca. 90 Minuten im Tiefkühler zu halten. Die Schmerzen nahmen mir den Atem, ließen mich keuchen, trieben mir die Tränen in die Augen. Ja, ich konnte die Eishandschuhe auch abziehen. Aber ich wollte auf keinen Fall die Nägel verlieren, Stück für Stück zu einem Monster mutieren.

Die ersten 10 Minuten überstand ich durch Atmen. Weitere 10 Minuten durch Keuchen, Zähne zusammenbeißen. Innerlich war ich bei km 31 beim Rennsteiglauf am „Großen Burgberg". Die Wand tat sich vor mir auf. Ich blickte auf den Boden, nahm Schritt für Schritt, Atemzug für Atemzug. Irgendwann fiel ich in den ersehnten Betäubungsschlaf, wachte meist kurz vor den letzten Tropfen aus dem Infusionsbeutel auf. Zu diesem Zeitpunkt hatten die Handschuhe angenehme Kühlschranktemperatur, und die letzte Infusion wurde angeschlossen.

An jedem dieser sechs Chemotage holte mich mein Mann gegen 16:30 Uhr aus der Praxis ab. Ich fühlte mich vollgepumpt wie ein Weinfass. Meine Oberschenkel hatten die Stabilität von Wattebällchen. Trotzdem spazierten wir langsam noch einmal rund 5 km durch unser Wohngebiet zu unserem See.

Nach der ersten Chemogabe fiel ich abends in einen bleiernen Schlaf. Am nächsten Morgen stand ich auf und klappte gleich wieder um. Trotzdem wollte ich wissen, was noch ging. Nach den ergänzenden Medikamenten und dem Frühstück zog ich meine Laufschuhe an. Würde ich es um meinen Haussee schaffen? Ich lief in einem Vakuum. Mein Lauftempo nahm ich in Zeitlupe wahr.

Nach dem ersten Kilometer glichen meine Beine Betonpfeilern der nahe gelegenen Autobahn. Mein Herz schlug wild und unrhythmisch. Sollte ich besser umkehren? Der See lag vor mir, ungewöhnlich still, ein paar kleine Wellen. Ein Schwanenpaar beobachtete mich vom Wasser aus. Unzählige Enten schwappten mit den wenigen Wellen hin und her. Dieser Anblick nahm mich gefangen. Ich lief weiter, horchte auf das ferne Rauschen der

A 38, irgendwo fuhr ein Zug. Die Glocken der Martin-Luther-Kirche verkündeten 8 Uhr morgens.

Auf meiner Runde um meinen Haussee ist jeder Kilometer auf dem Asphalt beschriftet. So kämpfte ich mich von Abschnitt zu Abschnitt. Kurz nach km 7 an der Bistumshöhe übermannten mich wieder die Tränen. Ich wurde noch schwächer und langsamer. Doch konnte ich bei Temperaturen knapp über dem Gefrierpunkt nicht einfach verschwitzt stehen bleiben. Eine Erkältung oder Schlimmeres brauchte ich wirklich nicht. Ich maßregelte mich selbst.

Meine Erkenntnis: Jede Träne kostete mich Kraft, wertvolle Lebensenergie und vermieste mir das Laufen und den Tag. Ich musste mich besser unter Kontrolle bringen. Ich benötigte gut 1:25 h für meine Runde um den See. Zu Hause war ich glücklich und erledigt. Für mich selbst unfassbar: Ich hatte die Runde geschafft und das einen Tag nach der Chemotherapie.

Allerdings lernte ich sehr schnell, dass die körperliche Verfassung am dritten und vierten Tag nach der Chemogabe am schlechtesten war. Danach ging es wieder aufwärts. Die Therapie raubte mir selbstverständlich Kraft, griff meine Muskeln und Gelenke an. Ich wog teilweise nur 44 kg, da ich mich mangels Appetit zum Trinken und Essen zwingen musste. Noch schwerer zog mich die Todesangst herunter. Ich brauchte eine Routine.

Mein Tag musste abseits der Erkrankung eine Struktur bekommen. Anfangs kämpfte ich jeden Tag aufs Neue mit mir, mich zur Bewegung zu überwinden. Solange ich ein konkretes Ziel hatte, bspw. die Wahrnehmung eines Arzttermins, nutzte ich diesen Anlass, entweder einen langen Spaziergang zur Arztpraxis zu unternehmen oder ich war unter „Zeitdruck", eine kleine Joggingrunde zu absolvieren.

Schwieriger wurde es an einem der wenigen freien Tage. Hier lernte ich, mich mit konkreten und vorher definierten Zielen zu ködern: nach einer zweistündigen Spazierrunde um meinen Haussee einen Kaffee in einem Café zu genießen, mir ein Buch im Buchladen zu holen, einen Brief in den Briefkasten zu werfen, ein Paket von der Post zu holen, noch einmal Obst im Supermarkt nachzukaufen oder einen Abstecher zum Bäcker auf dem Rückweg zu machen.

Mit eiserner Disziplin dachte ich nicht darüber nach, sondern ging erst einmal joggen oder spazieren. Nachdem ich 10 Minuten absolviert hatte, gestattete ich mir wieder grüblerische Fragen nach dem „Warum?", Tränen durften laufen. Doch meine Laufsachen waren schmutzig, also wäre es Verschwendung gewesen, wieder umzukehren. Mit jedem Tag, der verging und Woche um Woche nahmen meine Heulumfänge ab. Die innerlichen Schritte wurden leichter, auch wenn ich körperlich abbaute. So zwang mich mein Körper, meine Laufumfänge anzupassen.

Die Therapie forderte mich. Bereits nach dem zweiten Zyklus ging ich zwar jeden Tag mindestens zwei Stunden spazieren, begann aber erst am vierten Tag nach der Chemogabe wieder mit dem Joggen. Orientierung bildete meist mein Haussee. Kleine Wendepunktstrecken führten zu Laufumfängen von rund 8 km in der Stunde. Selbst betagtere Läufer überholten mich spielend. Dies tat weh. Doch ich sagte mir, mein Ziel ist es, erst einmal alt und grau zu werden. In einem Jahr überhole ich euch wieder lächelnd. Im aktuellen Laufmoment war mir nicht nach Lachen zumute.

Mit der zweiten Woche nach der jeweiligen Chemogabe nahm ich meine Laufroutine im täglichen Wechsel zum Spaziergang wieder auf. Ende der zweiten Woche galt mein langer Lauf der Runde um meinen See. Mittlerweile benötigte ich für die 13 km in Spitzenzeiten 1:38 h. Ein Kloß bildete sich in meiner Kehle bei der Erinnerung, dass ich nur wenige Wochen zuvor zwei Runden problemlos in 1:48 h geschafft hatte. Ich lernte den positiven Blick auf mein Leben: Immerhin konnte ich eine Runde um den See laufen. Die meisten Gesunden schafften dies nicht.

Meine regelmäßigen sportlichen Einlagen führten dazu, dass sich meine Blutwerte relativ schnell nach der Chemogabe erholten. Ich fing mir nicht eine Erkältung ein, musste nicht einen Zyklus verschieben oder die Dosis reduzieren. Bei der letzten Gabe am 7. Februar 2012 waren meine Blutwerte deutlich im kritischen Bereich. Ich konnte meine Onkologin davon überzeugen, mir die volle Dröhnung zu geben. Ich stand diese ebenfalls ohne Folgeschäden durch.

Meine tägliche sportliche Routine äußerte sich optisch positiv. Bekannte und Kollegen, die nichts von meiner Diagnose wussten, beglückwünschten mich zu meiner gesunden Gesichtsfarbe und der neuen Frisur. Ich kann bestätigen, dass man auch im Winter braun werden kann und zwar eine gesunde und kostenlose Bräune! Darüber hinaus lernte ich durch meine Spaziergänge Ecken von Leipzig kennen, in die ich mich vorher nie verirrt hatte.

Und, ich wurde stolze Eigentümerin eines Laufbands. Die Therapie würde meine Knochen angreifen. Ein Sturz in den Wintermonaten konnte leicht zu Knochenbrüchen und einer Therapieunterbrechung führen. Ich, die ich noch wenige Wochen zuvor Laufbänder belächelte, überredete meinen Mann, über eBay® ein Laufband für 285,- € zu ersteigern. Das gute Stück zierte zuvor als Kleiderablage ein Schlafzimmer bei Berlin, steht noch heute in unserem Keller und wird bei Glatteis oder für ein Tempotraining im Winter genutzt.

Mein Erleben bestätigen mittlerweile auch aktuelle Untersuchungen: Ein intensiveres Training bereits während der Chemotherapie ist möglich, verbessert die Zähigkeit und das Durchhaltevermögen (Mishra, Sherer & Snyder et al., 2012, S. 391). Mishra et al. analysierten hierzu 56 einschlägige Studien an 4.826 Krebspatienten, von denen 2.286 regelmäßig einer sportlichen Betätigung nachgingen (Mishra et al., S. 391-392).

Hacker betont, ein individuelles Lauf- und Fitnessprogramm für Krebspatienten zu entwickeln. Insbesondere Ausdauersportarten, wie Laufen, Schwimmen, Radfahren, verbessern die Lebensqualität bereits während der Chemotherapie (Hacker, 2009, S. 31-39). Zudem hilft ein regelmäßiger Sport, den therapiebedingten Leistungsabfall um bis zu 30 % zu reduzieren (Banzer & Jäger, 2009, S. 77-78).[2]

---

[2] Ebenso Mustian, Sprod & Janelsis et al., 2012, S. 82-83; Dimeo, Stieglitz & Novelli-Fischer et al., 1999, S. 2275-2276; Ärzte Zeitung, 2001, S. 1.

> **FAZIT**
>
> Das Laufen stabilisierte meine Psyche und mein Immunsystem, ohne dass ich meine Chemotherapie unterbrechen oder verschieben musste. Mein Genesungsprozess schritt voran.

2.1.3 Laufen nach der Operation und Jobeinstieg

Irgendwann zwischen Weihnachten 2011 und den letzten beiden Zyklen der Chemotherapie regte sich meine Unvernunft: Im April 2012 fand der Halbmarathon in Leipzig, 21,1 km, bekannte und einfache Strecke, statt. Es wäre ein konkretes und greifbares Ziel. Dabei schaffte ich im momentanen Zustand zum Ende meines Drei-Wochen-Trainingsplans doch nur 13 km in rund 90 Minuten. Und dann stand noch die Brustoperation an.

Nach Plan würde ich am 7. Februar 2012 meine letzte Chemogabe erhalten. 5-6 Wochen später sollte die Operation erfolgen. In dieser Zeit sollte mein Körper halbwegs fit für die Operation werden. Wenn ich bisher nach drei Wochen bereits wieder 13 km irgendwie schaffte, könnte ich mit viel Optimismus bis zur Operation zwei Stunden Laufen unabhängig von der Distanz schaffen können. Dies wären ungefähr 16-17 km in der aktuellen Verfassung.

Die restlichen gut 4 km sollten mich meine Erfahrung, die Euphorie des Moments und nicht zuletzt die Trainingserinnerung meines Körpers an die Laufkilometer der letzten Jahre ins Ziel tragen. Die Operation sah ich nicht allzu kritisch. Schließlich war ich nach dem ersten Eingriff im Oktober 2011 nach einer Woche wieder „fit im Krebsmodus" gewesen.

Mögliche Zwischenschläge wären Verzögerungen der Chemotherapiegaben, Erkältungen, Verschiebung der Operation. Also wollte ich mich nicht zu sehr darauf fokussieren und freuen. Was würden auch meine Ärzte davon halten? Zudem wollte ich ab April wieder arbeiten und parallel dazu die Bestrahlung durchlaufen. Und dann im April ein Halbmarathon?

Trotzdem kitzelte mich diese wahnsinnige Vorstellung immer wieder sanft, wenn ich mehr oder weniger joggend vor mich hinschlich oder auch mal flotter vorankam. Obwohl noch Frost herrschte, kamen mir immer mehr Jogger grüßend entgegen. Ja, der Leipzig-Halbmarathon lächelte in der nahen Zukunft.

Meine Chemotherapie beendete ich am 7. Februar 2012 erfolgreich, wenn auch meine Blutwerte im Keller waren. Erstmals erhielt ich für ein paar Tage einen Mundschutz für die Straße, Supermarkt etc. verpasst. Und ich fing mir nichts ein, mied weiterhin die Massen, zog meinen Trainingsplan durch. Schritt für Schritt, Laufkilometer für Laufkilometer, festigte sich bei mir der Wunsch.

Ende Februar stand das Vorgespräch für die OP-Planung an. Die Oberärztin am Brustzentrum überraschte mich mit der Ankündigung, eine brusterhaltende Operation zu probieren. Mein Tumor war von über 7 cm auf gut 1 cm geschrumpft. Und ich war doch noch so jung. Wollten wir es nicht probieren? Es konnte auch schiefgehen. In der Pathologie würde nach der Operation das Gewebe untersucht. Die Schnittränder müssten frei von Tumorzellen sein. Andernfalls würde nachoperiert werden müssen. Meine Ärztin meinte, bei jeder vierten Patientin würde es gut verlaufen. Vielleicht wäre ich Nummer vier?

Ich war fassungslos. Irgendwie hatte ich mich innerlich mit dem Verlust meiner linken Brust bereits arrangiert, vor dem Spiegel bereits Anproben durchgeführt. Und jetzt sollte mir diese Chance gegeben werden?

Erstmals für mich und mein Umfeld sprach ich gegenüber meiner Oberärztin im OP-Vorgespräch auch den Teilnahmewunsch am Halbmarathon aus. Sie grinste mich an und sah aus Sicht der Operation kein so großes Problem. Ich würde einen Druckverband erhalten, könnte nach einer Woche wieder laufen. Sie verwies darauf, dass der Wundheilungsprozess durch die gerade erst abgeschlossene Chemotherapie sicherlich länger dauern würde. Ja, die Narbe könnte auch aufgehen, aber sie würde besonders sorgfältig und fest nähen. In meinem ganzen Körper kribbelte es erstmals wieder in Vorfreude auf meinen ersten Wettkampf danach.

Die Operation am 7. März 2012 verlief erfolgreich. Es musste nicht nachoperiert werden. Mein Körper reagierte zwar allergisch auf das Narkosemittel, ich lief wie ein Schlumpf blau an. Aber ich konnte noch am gleichen Tag meine ersten Ausflüge in den Krankenhauspark allein und später am Abend mit meinem Mann unternehmen. In den Folgetagen duldete man meine heimlichen Ausflüge in den nahe gelegenen Park, Spazierrunden mit meinem Mann am Abend. Vier Tage nach der Operation verließ ich das Krankenhaus.

Meine Füße konnte ich nur schwer stillhalten. Trotzdem wartete ich exakt eine Woche ab, bevor ich meine ersten Laufschritte um meinen Haussee wagte. Ich merkte, die Kraft und Kondition waren trotz Operation noch da. Die Narbe zog, sodass ich anfangs nur auf den Zehenspitzen lief, ging, wieder schneller lief, wieder verlangsamte. Nach und nach wurden die langsamen Phasen immer kürzer und ein gewohnter langsamer Laufschritt stellte sich bei mir ein.

Hin und wieder achtete ich noch auf das Ziehen der Narbe, doch mehr und mehr drang die Frühlingsluft in meine Lungen, meine Gedanken. Das Kitzeln der Sonnenstrahlen auf meinen Wangen ließ mich lächeln. Ich umrundete meinen See. Zu Hause angekommen, zog ich mich ängstlich vor dem Spiegel aus: Die Narbe hatte gehalten. Wenigstens ein Vorteil meiner kleinen Brust, die straff und fest war.

Entsprechend meinem Trainingsziel arbeitete ich mich Woche für Woche an den Halbmarathon heran. Ich lief viermal in der Woche: Dienstag, Mittwoch, Freitag und Sonntag. Dienstag und Freitag gehörten meiner Hausseerunde von 13 km. Am Mittwoch stand ein kürzerer Lauf von rund 10 km durch den Auwald oder den nahen Tagebau an. Am Sonntag erfolgte die Kür mit rund 18 km. Hier kombinierte ich meine Laufstrecke mit Optionen zur Abkürzung nach Hause, falls ich es doch nicht schaffen sollte. Doch alles lief weiterhin nach Plan.

Mit dem 1. April 2012 begann ich meine berufliche Wiedereingliederung, zunächst mit zwei Stunden pro Tag. Für das Osterwochenende vom 5. bis zum 9. April 2012 hatten mein Mann und ich eine „Abenteuerreise" gebucht. Im Anschluss an die Arbeit am Gründonnerstag stiegen wir kurz nach 21 Uhr in Dresden in den Nachtzug nach Budapest. Am Karfreitag gegen 11 Uhr frühstücken wir bereits an der Donau mit Blick auf das Parlamentsgebäude direkt an der Kettenbrücke unterhalb des Gellertberges. In den Folgetagen erkundeten wir die ungarische Hauptstadt von früh bis spät.

Am Sonntag joggten wir um die Margereteninsel unweit unseres Hotels. Diese kleine Insel mitten in der Donau ist der Treffpunkt für Jogger. Eine rund 5 km lange Tartanbahn umgibt die Insel. Ich schaffte drei Runden, war happy, aber irgendwie auch müde und kaputt.

Gleichgültig, denn ausgerechnet an diesem Osterwochenende färbte sich meine helle Kopfhaut leicht schwarz. Die Haare kamen in mein Leben zurück. Während des Joggens trug ich je nach Witterung immer 1-2 Mützen übereinander. Meine Perücke „Pfiffi" schützte mein Leben außerhalb des Laufens und der eigenen vier Wände.

Am Ostermontag wachte ich mit Halsschmerzen und schwerem Kopf im Hotel auf. Eine Erkältung, ohne Zweifel. Trotzdem war an diesem Tag das Auschecken und die Rückreise mit dem Nachtzug angesagt. Ich stand den Tag mit der Vorfreude auf mein Bett im Nachtzug durch. Mein Mann machte sich Vorwürfe, mir zu viel zugemutet zu haben. Doch ich wollte wieder normal leben, handeln und behandelt werden. Schließlich hatte ich doch gerade ganz anderes geschafft. In Budapest war ich erstmals wieder mit größeren Menschenansammlungen auf dem Burgberg und im unterirdischen Labyrinth von Budapest in Berührung gekommen. Ich bügelte darüber hinweg.

Am nächsten Tag stiegen wir kurz nach 8 Uhr morgens aus dem Zug in Leipzig. Mein Mann fuhr direkt zur Arbeit, und ich begab mich mit „neuer Stimme" ins Büro. Zwei Stunden schaffte ich schon. Dann würde ich mich einfach zu Hause hinlegen. Gesagt, getan.

Freitag derselben Woche saß ich meiner Oberärztin im Brustzentrum gegenüber. Kontrolle des Heilungsprozesses der Operationsnarbe, Labor und Planung der weiteren Behandlung standen an. Meine Stimmlage war nicht zu überhören. Lapidare Äußerung meinerseits: „Na wenigstens mal eine richtige Krankheit!"

Drei Wochen später stand der Halbmarathon an. Sollte eine einfache Erkältung mich so kurz vor dem Ziel aus dem Rennen nehmen? Ich war ungeduldig, kurierte die Erkältung aber aus, lief erst Mitte der nächsten Woche langsam wieder los. Ich kam gut rein. Letztendlich erinnert sich der Körper doch an den Trainingszustand.

So stand zwischen dem Halbmarathonziel und mir nur noch die Planung der Bestrahlung. Andere Betroffene meinten, dass die Bestrahlung gegenüber der bisherigen Behandlung mit einem Lächeln zu schaffen sei. Müdigkeit, Schlappheit, aber eigentlich nicht mehr. So saß ich am 16. April 2012 der Ärztin in der Strahlentherapie der Uniklinik Leipzig erstmals gegenüber. Ich konnte mein Glück kaum fassen: Sie war ebenfalls Läuferin, kannte jeden Berg am Rennsteig mit Namen.

So planten wir den Beginn meiner Bestrahlung unmittelbar für den Montag nach dem Halbmarathon in Leipzig. Die Vermessung und das Anzeichnen der Linien auf meiner Brust erfolgten bereits vorher. Die Ärztin meinte, die Markierungen dürfte ich nicht abwischen. Sie würden regelmäßig nachgezeichnet. Schweiß und Reibungen setzten den Markierungen zwar zu. Doch alles hielt ca. 3-4 Tage – inklusive Laufen, Duschen, Leben.

Meine beste Freundin nebst Mann und meinem Patenkind verbrachten das Wochenende des Halbmarathons bei uns. Sowohl mein Mann, der Mann meiner besten Freundin, als auch meine Wenigkeit würden den Halben mitlaufen. Meine Freundin mit den Kindern würde uns im Ziel erwarten. Alle drangen in mich zu Ansagen bezüglich meiner Zielzeit. Unsicher nannte ich eine Zeit um 2:15 h und rang meinen Begleitern das Versprechen ab, im Ziel auf mich zu warten. Die 1:43:26 h vom letzten Jahr würde ich definitiv nicht toppen können.

Ich schlief ganz gut. Trotzdem war mir am Wettkampfmorgen mulmig. Würde ich unterwegs aufgeben müssen? Wie würde ich diesen Rückschlag verkraften? Schadete ich mir mehr, als mir zu nützen? Kopfzerbrechen bereitete mir ebenso die angemessene Laufbekleidung. Zu warm würde mich frühzeitig ins Schwitzen bringen und mein Flüssigkeitshaushalt war so kurz nach der Chemotherapie noch nicht ausgeglichen. Müsste ich allerdings frühzeitig aufgeben und/oder gehen, rettete mich die zusätzliche Kleidung vor einer Erkältung. Zudem würde eine eher geschlossene Kleidung gut zu meinen zwei Laufmützen auf meinem Kopf passen und weniger Blicke auf sich ziehen.

Auf dem Weg zum Start festigten sich langsam meine Knie. Im Startfeld traf ich auf meine Ärztin der Strahlentherapie, die mit ihrem Mann ebenfalls den Halbmarathon lief, und noch unzählige andere Bekannte. Ich ordnete mich im hinteren Mittelfeld ein, während mein Mann und unser Freund in die vorderen Reihen schritten. Dort war aber nicht mein Startplatz. Ich wollte für alle anderen keinen Bremsklotz darstellen, da ich mich selbst über derartige Läufer bei vergangenen Wettkämpfen immer wieder geärgert hatte. In der letzten Minute vor dem Start durchzuckte mich ein Blitz: die Erkenntnis, die richtige Entscheidung getroffen zu haben.

Ich gehöre zu den sehr konstant laufenden Menschen. Ich bin nicht die Schnellste, aber sehr ausdauernd. Die erste Hälfte eines Wettkampfs laufe ich etwas langsamer als den zweiten Teil. Dafür kann man nach meinem Kilometerschnitt die Uhr stellen. Dieser Rhythmus liegt mir im Blut. Ich muss nicht auf die Laufuhr blicken oder einen Pulsgurt tragen. Ich stelle mir vor, mit dem aktuell gefühlten Tempo unendlich weiterlaufen zu können.

Und: Bei Distanzen ab einem Halbmarathon laufe ich die ersten 5 km niemals unter 25 Minuten, in der Regel benötige ich zwischen 26 und 28 Minuten. Diese Zeit benötige ich, um auf meine Betriebstemperatur zu kommen. Für die ersten 10 km eines Wettkampfs benötige ich etwa 51-52 Minuten, danach steigere ich mich allmählich.

Zudem lehrte mich die Wettkampferfahrung, dass ich am Anfang erst einmal alle weglaufen lasse. Ab km 10 sammele ich die ersten ein. Zwischen km 12 und 15 erlaufe ich mir meine Zieleinlaufposition. Dann überholen mich nicht mehr viele Mitstreiter, aber auch ich überhole nicht mehr so viele Teilnehmer. Bei längeren Distanzen kann ich zwischen km 30 und 35 noch einmal einen draufpacken und komme mit einem leichten Lächeln um die Lippen im Ziel an.

Doch zurück zum Halbmarathon in Leipzig im Jahre 2012. Ich rieche den Schweiß, die Uhren um mich her piepsen, die Läufer scharren mit den Füßen. Zäh setzt sich das Feld in Bewegung, über die Zeitmatte und langsam lostrotten. Bei km 2 klatscht mich ein Freund noch ab, zieht an mir vorbei. Ich konzentriere mich auf mich, höre anfangs noch in mich hinein. Doch dann gebe ich mich dem Rhythmus meines Körpers hin, winke Passanten zu, klatsche Hände ab. Kurz nach km 12 sehe ich meine Ärztin der Strahlentherapie mit ihrem Mann in der Ferne, überhole diese bei km 16. Ja, ich kann es noch. In 2:04:53 h überquere ich die Ziellinie in Leipzig. Der langsamste Halbmarathon und zugleich der unvergesslichste Wettkampf meines Lebens. Ich durfte dabei sein, und dies hatte ich mir selbst erarbeitet. Leben, du kannst kommen!

Knols, Aaronson und Uebelhart et al. (2005) analysierten 34 Studien zum Thema Umsetzbarkeit und positive Einflüsse sportlicher Aktivitäten trotz Krebs. Insgesamt erholten sich die Betroffenen schneller. Ausdauertraining in Verbindung mit Kräftigungs- und Dehnübungen sind nicht nur während eines normalen Lauflebens empfehlenswert, sondern können während und nach der Akutbehandlung zügiger und gestärkter in das Alltagsleben begleiten (Knols, Aaronson & Uebelhart et al., 2005, S. 3833-3836). Zudem verkürzt sich der Krankenhausaufenthalt nach Operationen für aktive Krebspatienten deutlich.

Sekine, Chiyo und Iwata et al. (2005) verglichen 22 Lungenkrebspatienten, die eine spezielle Rehabilitation vor der Operation erhielten, mit 60 Patienten gleicher Diagnose ohne eine gezielte Rehabilitationsmaßnahme.[3]

---

3 Zwei Wochen vor der Operation erhielten die Probanden eine Kombination aus Motivationstraining, gezieltem Üben der Bauch- und Mundatmung, Schnaufen und Husten 15 Minuten nach dem Einsatz eines speziellen Arzneimittels für die Weitung

Die Teilnehmer der Rehabilitationsmaßnahme konnten das Krankenhaus durchschnittlich acht Tage früher verlassen, kämpften auch weniger mit Komplikationen nach der Operation (Sekine et al., 2005, S. 239-240).

FAZIT

Setze dir ein konkretes und realistisches Ziel! Stimme dich immer wieder mit deinen behandelnden Ärzten ab. Plane aber auch Rückschläge ein.

2.1.4 Laufen während der Bestrahlung

Bereits im Vorgespräch meinte die Ärztin der Strahlentherapie, dass meine Lungen durch die Bestrahlung dauerhaft geschädigt würden. Ich würde die Auswirkungen aber erst langfristig spüren. Am „Großen Beerberg" auf der Halbmarathondistanz beim Rennsteig in 2013 könnte mir zukünftig die Luft fehlen.

Aus meinem Erfolg beim Leipziger Halbmarathon zog ich die Kraft und Selbstsicherheit, auch die Bestrahlung zu schaffen. Ich wusste, in meinem Körper steckt das Potenzial, auch noch diesen vorübergehenden Leistungsabfall zu überwinden. Leider blieb mir das Geschenk eines eigenen Kindes verwehrt. Hier wäre ich nicht nur neun Monate „eingeschränkt" gewesen. Also würde ich auch die sechs Wochen Bestrahlung schaffen.

Die erste Sitzung raubte mir die Luft. Etwa eine Stunde, nachdem ich von meiner Bestrahlungsliege gestiegen war und bereits im Büro am Schreib-

---

der Bronchien fünfmal am Tag. Das Training wurde um tägliche 30-minütige Lungenübungen sowie dem Walken von mindestens 5.000 Schritten pro Tag ergänzt. Unmittelbar nach der Operation wurde das beschriebene Training wieder aufgenommen, sobald der Patient selbstständig um sein Bett gehen konnte (Sekine et al., 2005, S. 238).

tisch saß, senkte sich ein kraftdämpfender Schleier über meinen Körper, der bis heute meine neue natürliche Obergrenze darstellt. Sechs Wochen tägliche Bestrahlung – teilweise auch am Samstag – begleiteten mich. Ich joggte weiterhin in meinem Trainingsrhythmus, reduzierte aber die Umfänge auf jeweils 10-15 km (langer Lauf am Sonntag) und passte das Tempo an. So lief ich jeweils zwischen knapp einer Stunde und 1:40 h.

Ich cremte die linke Brust noch in der Umkleidekabine unmittelbar nach der Bestrahlung gründlich mit Dexpanthenolsalbe ein, sparte sorgfältig die Markierungen aus. Meine Körperskizzen zeichneten die Schwestern in der Strahlentherapie weiterhin nach. Meine Haut platzte nicht auf, auch kein Schweiß konnte dem Bereich etwas anhaben. Ich zog mich unmittelbar nach dem Joggen aus und duschte sofort den salzigen Schweiß ab. Ich blieb am Ball. Keine Erkältung oder andere Beeinträchtigungen zwangen mich zum Unterbrechen der Bestrahlung. Gleichzeitig erhöhte sich der Stundenumfang meiner Arbeit. Mit dem Ende der Strahlentherapie lief ebenfalls meine berufliche Wiedereingliederung aus.

Drei Wochen später fuhr ich zur stationären obligatorischen Anschlussheilbehandlung nach Plau am See. Meine Erfahrungen und Hinweise kann der interessierte Leser in meinem Buch *Brustkrebs – Hilfe im Bürokratie-Dschungel* unter Kapitel 8: „Die Anschlussheilbehandlung: Beantragung, Rechte, Pflichten, Ziele" nachlesen (Otto, 2015, S. 105-119).

Erstmals für Italien befragten Valenti, Porzio und Aielli et al. (2008) den Umfang sportlicher bzw. körperlicher Aktivitäten von 212 (23 brachen die Studienteilnahme im Zeitverlauf ab) Brustkrebspatientinnen vor der Diagnose, im Behandlungsverlauf und 2,6 Jahre nach Abschluss der Akutbehandlung. Die Befragungen fanden im Zeitraum von Januar 2002 bis zum Dezember 2006 statt. Vor der Diagnose gaben die Studienteilnehmerinnen eine durchschnittliche wöchentliche Aktivität von 213,7 Minuten, d. h. rund 3,5 Stunden, an.

Rund 56 Minuten davon verbrachten die Probandinnen mit sehr anstrengenden Übungen, rund zwei Stunden mit moderaten Bewegungen sowie mehr als zwei Stunden mit leichten körperlichen Bewegungen.

Alle Patientinnen wurden brusterhaltend operiert, 23 % der Teilnehmerinnen erhielten eine Bestrahlung, 76 % eine Chemotherapie. Die Behandlung schränkte die körperlichen Aktivitäten auf durchschnittlich 87 Minuten pro Woche ein, wobei überwiegend moderate und leichte Aktivitäten gewählt wurden. Gut zwei Jahre nach Abschluss der Akutbehandlung zeigte sich ein nachhaltig gesunkenes Aktivitätsniveau von 189 Minuten pro Woche. Die körperlichen Ertüchtigungen verschoben sich im Vergleich zur Ausgangslage überwiegend zu moderaten und leichten Aktivitäten. Rund 32 Minuten pro Woche wurde unter großer Anstrengung trainiert.

Die Studie verdeutlicht die Möglichkeiten einer eingeschränkten sportlichen Aktivität auch während der Bestrahlung. Herauszuheben ist der Fakt, dass nur leichte körperliche Aktivitäten während und nach dem Ende der Behandlung mit einer eingeschränkten Lebensqualität in physischer, psychischer und sozialer Hinsicht einhergehen. Hingegen moderate, insbesondere anstrengende Übungen wirken sich signifikant positiv auf alle Lebensbereiche während und nach der Behandlung aus. Intensive, als anstrengend empfundene Einheiten stärken die Lebensqualität der Betroffenen auch unter Bestrahlung und Chemotherapie, obwohl diese Einheiten lediglich 6,7 Minuten pro Woche im Durchschnitt einnahmen.

Damit sind auch unter der Bestrahlung belastende Aktivitäten möglich, die einen nachhaltig euphorisierenden Effekt ausüben können (Valenti, Porzio & Aielli et al., 2008, S. 24-27).

In einer aktuellen deutschen Studie belegen Grabenbauer, Grabenbauer und Lengenfelder et al. (2016) die Umsetzbarkeit regelmäßiger sportlicher Aktivitäten unter laufender Bestrahlung und Chemotherapie. 45 Krebspatienten im Alter zwischen 35 und 71 Jahren, die an unterschiedlichen Tumorarten erkrankten, nahmen mindestens drei Monate an einem wöchentlichen, angeleiteten Sportprogramm teil. Zwei- bis dreimal pro Woche trainierten die Patienten 0,5-1 Stunde unter Anleitung Ausdauer, Kraft und Beweglichkeit, bspw. auf Ergometern, an Rudermaschinen etc. 37 Patienten blieben über den gesamten Studienzeitraum von 12 Monaten dabei.

Bereits nach drei Monaten reduzierte sich der BMI (Body-Mass-Index) um bis zu 1,8 kg/m². Der Körperfettanteil bei jüngeren Betroffenen reduzierte sich nach 12 Monaten um bis zu 5 kg. Der Sauerstoffverbrauch erhöhte sich von 18,8 +/- 6 ml/min/kg auf 19,9 +/- 5 ml/min/kg. Die empfundene Lebensqualität stieg nachhaltig an. Der gesamte Gesundheitszustand der Studienteilnehmer verbesserte sich nach 12 Monaten um bis zu 20 % im Vergleich zur Ausgangssituation (Grabenbauer, Grabenbauer & Lengenfelder et al., 2016, S. 1-6).

Diese Studie verdeutlicht eindrucksvoll die positiven Effekte von rund drei Stunden Lebenszeit pro Woche bereits während der Akutbehandlung auf deine Gesundheit. Du musst keine Bedenken vor sportlichen Aktivitäten während der Bestrahlung verspüren.

FAZIT

Bleibe am Ball. Behalte deine Laufroutine bei. Diese Zeiten sind als wertvolle Überlebenszeit für dich gesetzt. Auch wenn es mal langsamer geht, langfristig laufe nicht hinterher, sondern sei mitten dabei. In Abstimmung mit den Ärzten ist das Laufen auch während der Bestrahlung möglich. Achte auf eine sorgfältige Narbenpflege und reinige insbesondere die bestrahlten Hautpartien nur vorsichtig mit klarem Wasser. Unmittelbar nach dem Laufen solltest du den Schweiß entfernen, um Entzündungen auf dem operierten und bestrahlten Gewebe zu vermeiden. Ein regelmäßiges Eincremen im Tagesverlauf mit Dexpanthenolsalben unterstützt die Wundheilung.

2.2 Laufen in der adjuvanten (Langzeit-) Therapie

Was sollte mit dem Port unter meinem rechten Schlüsselbein passieren? Die pathologische Untersuchung der Stanze vor Beginn der Chemotherapie zeigte einen triple-negativen Brustkrebs. Dies bedeutete, meine Tumorzellen boten Hormontherapien, Herceptin® etc. keine Angriffsflächen. Nach Abschluss der Chemotherapie waren meine Ärzte und ich mutig. Wir beschlossen, dass ich den Port nicht mehr benötigte. Mit der brusterhaltenden Operation am 07. März 2012 wurde mir der Titanport entfernt.

Meinem Wunsch entsprechend, erhielt ich den Port als Talisman und mahnende Erinnerung von meiner Oberärztin ausgehändigt. Neben meiner „Pfiffi" wacht der Port heute in einer Schachtel meines Kleiderschranks über meine Entwicklung. Und, er jagt mir noch immer eisige Schauer über den Rücken.

Mir war die Entfernung dieses Fremdkörpers auch deshalb sehr recht, weil mein rechter BH-Träger immer unangenehm auf den Port drückte. Innerhalb der ersten Tage nach der Chemogabe war die Einstichstelle immer sehr empfindlich. Beim Joggen scheuerte der BH-Träger und erinnerte mich leider ... Da war ja noch was. Ich hatte relativ schnell eine Pflasterallergie entwickelt, sodass ich den Port nicht wirklich abdecken konnte.

In der Regel wird der Port mindestens noch zwei, besser vier Jahre nach Ende der Akutbehandlung im Körper belassen, um im Worst Case einen schnellen Zugang für eine Folgebehandlung zu haben. Psychologisch baute mich die Bestärkung meiner Ärzte in die Entfernung des Ports auch insofern auf, als dass diese an ein Überleben für mich glaubten.

Überraschend wies der gesamte entfernte Tumor nach der pathologischen Untersuchung jedoch einige hormonrezeptorpositive[4] Krebszellen auf. So erhielt ich die Empfehlung für eine weitere Behandlung mit

---

4 *Hormonrezeptoren* stellen Andockstellen der Zellen dar. Über Rezeptoren werden auch Brustkrebszellen bestimmte Signale vermittelt. Sofern ein positiver Hormonrezeptorstatus auf den Krebszellen nachgewiesen wird, reagieren diese auf die weiblichen Sexualhormone Östrogen und Progesteron und werden zum Wachstum angeregt. Ein spezieller Rezeptor stellt HER2 positiv dar, der Krebszellen zur unkontrollierten Teilung anregt. Über Herceptin® kann dieser Wachstumsrezeptor blockiert werden (mamazone – Frauen und Forschung gegen Brustkrebs e. V., 2016).

Herceptin® (Trastuzumab), um eventuell noch vorhandene Tumorzellen wirkungsvoll zu bekämpfen. Dies bedeutete, ein Jahr lang alle drei Wochen eine Infusion in der Onkologie. Mangels Port hielten die Venen meines rechten Arms her.

Ich wusste nicht so recht, ob ich mich freuen oder heulen sollte. Doch ich schluckte, erkundigte mich nach den Nebenwirkungen und Einschränkungen für das Laufen. Nach der ersten Gabe am 22. März 2012 verspürte ich keine nennenswerten Einschränkungen. In der Regel wurde ich für den Mittwoch am Nachmittag eingeteilt. Ich testete zunächst im Anschluss an die Behandlung den Fußmarsch von der Onkologie nach Hause an. Die rund 8 km Bewegung verwehten die beklemmenden Eindrücke des Chemosaals, den ich gerade verlassen hatte. Ich hörte in mich hinein, alles unverändert stabil.

Im Sommer begann ich, nach der Herceptin®-Gabe sogar, locker nach Hause zu joggen. Ich zog mich im WC der Onkologie um, packte die wenigen Sommersachen in den Laufrucksack, und ab ging es quer durch Leipzig und den Auwald nach Hause. Ich fühlte mich lebendig, Herrin der Lage und als Kaiserin meines Körpers. Pah, ich hatte es geschafft. Mit jedem Laufschritt stellte ich mir vor, das Zellgift schnell und zielgerichtet durch meinen aktivierten Stoffwechsel im Körper zu verteilen. Zu Hause trank ich ordentlich Wasser und spülte damit in meiner Imagination die Abfallprodukte aus Herceptin® und den Chemoresten aus meinem Körper.

Alles lief. Trotzdem analysierte ich in den wenigen ruhigen Minuten, die ich mir gönnte, meinen neuen Lebens- und Laufalltag. Die Zeiten für die Herceptin®-Gabe und weitere Arzttermine arbeitete ich vor und nach, arbeitete in meiner Führungsposition faktisch wieder voll, am Wochenende und in der Woche abends von zu Hause. On top der Sport, Partnerschaft, Haushalt etc. Verrannte ich mich?

Hormontherapien, bspw. mit Herceptin® oder Tamoxifen®, Therapien gegen Knochenmetastasen, zum Beispiel mit Zometa®, weitere Chemotherapien oder Strahlentherapien belasten die Lebensqualität während und nach der Akutbehandlung. Markes, Brockow und Resch (2006) analysierten neun Studien mit insgesamt 452 Krebspatientinnen. Regelmäßige sportliche Betätigungen verbesserten die empfundene Lebensqualität, gaben den Betroffenen Selbstvertrauen in den Körper und eine verbesserte Fitness mit. Die sportlich Aktiveren profitierten auch im Lebensalltag von einer belastbareren körperlichen Verfassung.

Nichtsdestoweniger erfordert das regelmäßige Training eine langfristige Lebensumstellung, verbunden mit der notwendigen Eigendisziplin. Die deutschen Autoren betonen jedoch auch die Gefahren und Schäden übersteigerter sportlicher Ambitionen. Die aktuelle Studienlage untersucht noch zu wenig mögliche Langzeitschäden sportlicher Aktivitäten während und nach einer Krebstherapie (Markes, Brockow & Resch, 2006, S. 10-11).

Zu vergleichbaren Ergebnissen kommt ein aktueller Studienüberblick durch Loughney, West und Kemp et al. (2015). Erstmals analysieren die Autoren den Effekt regelmäßiger sportlicher Aktivitäten während einer adjuvanten Krebsbehandlung für unterschiedliche Krebsarten. Hierfür wurden 17 Studien identifiziert. Eindeutig verweisen die Ergebnisse auf die Umsetzbarkeit regelmäßigen Sports, die positiven Effekte durch die Minderung der Fatigue, die Verbesserung der körperlichen Leistungsfähigkeit (Loughey, West & Kemp et al., 2015, S. 1600-1601).

Zudem erlebten die Patienten eine bessere Verträglichkeit und das Anschlagen der adjuvanten Medikamente (Jones & Alfano, 2013, S. 197-212). Die Nebenwirkungen schränkten sie weniger ein. Trainierten bspw. Brustkrebspatientinnen mehr als 30 Minuten pro Tag mindestens fünfmal pro Woche, verlängerte dies ihr Überleben (Holmes, Chen & Feskanich et al., 2005, S. 2481-2483). Trotzdem gilt es, ein individuelles Maß für jede und jeden Betroffenen durch einschlägiges Fachpersonal zu identifizieren (Loughey et al., 2015, S. 1600-1601).

> ## FAZIT
>
> Regelmäßiger Ausdauersport verbessert in der meist über mehrere Jahre dauernden adjuvanten Krebstherapie die Lebensqualität. Durch das Laufen stählst du deinen Körper. Mit einer weiteren medikamentösen Behandlung arrangiert sich deine Physis und Psyche. Laufen kann sich mit der adjuvanten Therapie zu einer Symbiose deines Lebensalltags verbinden.

2.3   Ergänzungs- und Ausgleichssport

Bereits vor der Erkrankung ging ich je einmal pro Woche abends nach der Arbeit zu einem Bauch-Beine-Po-Kurs und zu einem Rückenkurs/Yogakurs. Die Bewegung in der Gruppe, das Fordern anderer Muskelgruppen und Gehirnwindungen, bauten mich mental wieder auf. Ich besuchte hierzu eine ambulante Rehaklinik in Leipzig, die sich auf Sportmedizin und Rehabilitationssport spezialisiert hatte. Die Trainer waren ehemalige Leistungssportler, forderten und förderten uns gezielt.

Mit Beginn der Chemotherapie suchte ich während der ersten beiden Zyklen die Gruppe noch gezielt einmal pro Woche auf. Allerdings rann mir bereits nach wenigen Erwärmungsschritten der Schweiß in Strömen. An Gewichten überforderte mich eine 1-kg-Hantel bereits nach 10 Wiederholungen. Ich wich auf 0,5-kg-Hanteln oder Thera-Bänder® aus. Trotzdem war ich dabei. Unangenehm wurde es, als ich keine Haare mehr hatte. „Pfiffi" im Schweißregen wäre lächerlich gewesen. Auch das Tuch auf meinem Kopf verrutschte immer wieder.

Die Trainingsleiter waren mit Brustkrebspatienten vertraut, zeigten mir Alternativübungen, und ich biss mich tapfer durch. Nach der dritten Chemogabe beurlaubte ich mich von den Kursen. Die Erkältungswelle griff um sich, und ich hatte Angst vor einer Ansteckung im Kurs, in Bus und Bahn.

Zudem begannen die Kurse erst gegen 17:15 Uhr oder 18:30 Uhr. Mein Körper forderte mehr Schlaf und Ruhe. Diesem Ruf folgte ich und verlegte meine Übungen in das heimische Arbeitszimmer.

ÜBUNGEN

Ich stellte mir ein knapp 20 Minuten dauerndes Programm zusammen:

- **Erster Block (3 Minuten) Erwärmung**

Side to Side, Step Touch und Leg Curls (Füße abwechselnd zum Po), dabei mit den Armen Butterfly, die Arme von oben nach unten führen, die Schulterblätter aktiv zusammenziehen oder die Arme auf Schulterhöhe halten und jeweils abwechselnd die Hände nach oben drehen.

- **Zweiter Block (4 Minuten)**

Dehnungsübungen des Schulter-, Nacken- und Rückenbereichs, Stabilisierung des Rumpfs.

- **Dritter Block (3 Minuten)**

Sich eine Minute aufrecht auf die Zehenspitzen stellen, den gesamten Körper anspannen, die Arme gerade nach oben halten. Eine Minute tiefe Kniebeugen; sich eine Minute aufrecht auf die Zehenspitzen stellen, den gesamten Körper anspannen, die Arme gerade nach oben halten.

- **Vierter Block (2 Minuten)**

Wechselnde Hantelübungen.

- **Fünfter Block (4 Minuten)**

Bauchübungen, bspw. gerade Crunches, seitliches Rumpfheben etc., unterbrochen von kurzen Dehnpausen zwischen der linken, geraden und der rechten Seite.

- **Sechster Block (2 Minuten)**

Ganzkörperstabilisierungen, sich bspw. auf die Unterarme stützen, die Zehenspitzen in den Boden drücken und den ganzen Körper als gerade Bank nach oben drücken. Mindestens 30 Sekunden halten, danach kurze Pause und noch einmal 30 Sekunden halten. Weitere Beispiele: Rumpfheben aus der Rückenlage. 2-3 Liegestütze kamen später dazu.

- **Siebter Block (2 Minuten)**

Dehnungsübungen für den ganzen Körper aus dem Yoga oder Qigong.

Meine Anregungen erhielt ich aus den besuchten Fitnesskursen, Videos auf YouTube®, einschlägigen Sport- und Frauenzeitschriften sowie aus meiner parallel verordneten Krankengymnastik. Witzigerweise riss ich irgendwann meinen Mann mit. Meist unterhielten wir uns über den Tag. Wir hörten zu den Übungen aber auch Musik von YouTube®, sahen die Nachrichten oder eine Reportage über den Laptop, da wir keinen Fernseher hatten und bis heute nicht haben.

Explizit fragte ich meine Ärzte nach gezielten Übungen, die die Beweglichkeit meiner linken Seite nach Entfernung der Lymphknoten wiederherstellten. Mir wurden gezielte Krankengymnastik sowie Lymphdrainagen verordnet. Die Krankengymnastik erhielt ich ebenfalls in der ambulanten Rehaklinik, in der ich bisher Kurse besucht hatte. Die Trainer konnten mich aufgrund meines langjährigen regelmäßigen Besuchs gut einschätzen, zeigten mir zusätzliche Übungen an Geräten und auf der Matte.

Ich löcherte sie mit Fragen, und sie forderten mich heraus. Dabei hatten wir viel Spaß, und ich zeigte mich immer öfter ohne Kopfbedeckung in den Übungsräumen. In den Trainingsräumen fühlte ich mich den Sportlern zugehörig, fand hier ein Stück meines alten und vertrauten Ichs wieder.

Vom Schwimmen und von Saunabesuchen rieten mir meine Ärzte während der Akutbehandlung explizit ab. Das Infektionsrisiko im Chlorwasser sowie in der Sauna wäre viel zu hoch gewesen. Während der Bestrahlung war beides sowieso tabu. Hingegen gönnte ich mir hin und wieder eine Massage anstatt der Lymphdrainage. Die Meinungen hierüber sind gespalten. Doch mir taten chemobedingt sämtliche Gelenke weh. Ich fühlte mich teilweise steinalt. Meine angeborene Skoliose verstärkte sich. Zudem nahm ich eine ungeeignete Schonstellung ein, zog alles auf die rechte Körperhälfte.

Erstmals ging ich in der Anschlussheilbehandlung in Plau am See wieder schwimmen. Die letzte Bestrahlung war drei Wochen vorüber. Inoffiziell erlaubte mir der Rehaarzt bereits ab dem ersten Tag, im nahe gelegenen See schwimmen zu gehen. Das Chlorwasser im Schwimm- und Bewegungsbecken durfte ich erst in der zweiten Rehawoche aufsuchen.

Beim ersten Mal nahm mir der Wasserdruck den Atem, mein Brustkorb wurde regelrecht zusammengequetscht. Vorwarnungen hatte ich in mich hineinlächelnd in den Wind geschlagen. Ich, die ich zuvor problemlos 50-60 Bahnen im 50-m-Becken geschwommen war, fing wieder von vorn an. Nach 20 Minuten verließ ich schnaufend und mit hochrotem Kopf das Wasserbecken.

Doch das Wasser war mein Element – im Gegensatz zum Radfahren. So suchte ich jeden Abend das freigegebene Schwimmbecken in der Rehaeinrichtung auf eigene Gefahr auf. Schwimmzug um Atemzug erinnerte sich mein Körper an den vertrauten Rhythmus. Nach zwei Wochen zum Ende der Reha schwamm ich bereits wieder 35 Minuten ohne Probleme durch.

Campbell, Mutrie und White et al. (2005) begleiteten 22 Brustkrebspatientinnen während der Akuttherapie. 10 Studienteilnehmerinnen erhielten keine sportliche Betreuung (Kontrollgruppe/Vergleichsgruppe). 12 Betroffene trainierten unter Anleitung zweimal wöchentlich: Aufwärmphase, 10-20 Minuten Kondition und Kraft, Cool-down und Dehn-/ Entspannungsübungen. Das gezielte Training unterschiedlicher Körperteile und wechselnder Muskelgruppen aktivierte Physis und Psyche der Teilnehmerinnen.

Mit jeder Woche Training verbesserte sich die körperliche Leistungsfähigkeit der Probandinnen. Nach 12 Wochen waren die Studienteilnehmerinnen durchschnittlich eine Stunde pro Tag aktiver im Gegensatz zur Kontrollgruppe. Zudem absolvierten sie in einem 12-minütigen Spaziergang fast die doppelte Strecke im Vergleich zum Ausgangsniveau. Die Vergleichsgruppe zeigte hingegen eine geringere Leistungsfähigkeit im Vergleich zum Ausgangszeitpunkt. Sie legten eine kürzere Strecke im Vergleich zum Behandlungsbeginn zurück (Campbell, Mutrie & White et al., 2005, S. 60-61). Die Studie verdeutlicht die Notwendigkeit eines ganzheitlichen Trainings.

Ergänzend zum Laufen und zur Kräftigung der Muskulatur sind Entspannungstechniken und Dehnübungen zentrale Faktoren in der Erhaltung und Verbesserung der körperlichen und geistigen Leistungsfähigkeit. Bspw. mit gezielten Yogaübungen und Meditationstechniken lernen Krebspatienten, ihren Körper wieder zu spüren und Einfluss auf diesen auszuüben (Mustian, Marrow & Carroll et al., 2007, S. 54-55).

FAZIT

Neben dem Laufen bereichert Kraft- und Koordinationstraining deinen Trainingsalltag. Du erhältst einen proportionierten Körper, schützt dich vor Verletzungen, stärkst die sozialen Kontakte. Du profitierst mental vom Ausgleichstraining. Zudem verlängert ein gezielt trainiertes Muskelkorsett deine Überlebenswahrscheinlichkeit, und du verbesserst deine Leistungsfähigkeit (Dimeo, 2011a, S. 31).

2.4 Trainingsergebnis: Zieleinlauf mit einem Lächeln

Ich wollte wissen, wo ich läuferisch stand. Meine persönliche Feuertaufe nach der Akutbehandlung stellte die spontane Teilnahme am Ostseeküstenlauf in Kühlungsborn über die 24-km-Distanz im September 2012 dar. In 2:06:00 h erreichte ich glücklich das Ziel. Ich fühlte mich in meinen Anstrengungen bestätigt, sprach mir ein solides: „Weiter so!" zu. Dies war mein Geschenk zu meinem Geburtstag, den ich am Folgetag begehen würde.

Am ersten Oktoberwochenende 2012 starteten wir als Paar beim Staffelmarathon in Dierhagen. Wie früher lief ich die ersten vier Runden. Sie flogen nur so dahin. Ich sah auf meine Uhr, trieb mich voran und fühlte das Blut in mir brodeln. Ich lebte mittendrin und zwischen all den anderen Läufern. Und wir landeten mit 3:35:29 h im vorderen Mittelfeld, in der Paarkategorie auf dem zweiten Platz.

Hin und wieder wagte ich einen Gedanken daran, dass es so nicht immer weiter nach oben laufen würde. Könnte ich einen Einbruch verkraften? Schnell schob ich die Befürchtungen beiseite. Ich stellte mir vor, ich liefe dem Krebs davon. Ich musste nur jeden Tag aktiv sein. Ausruhen konnte ich mich doch später.

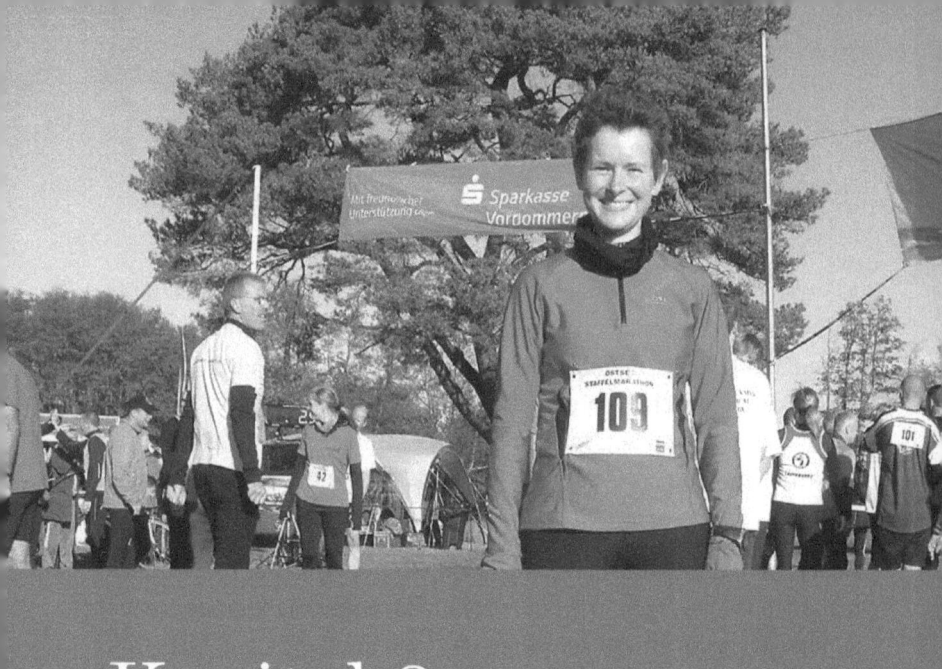

Kapitel 3

3 Pro Laufen bei Krebs – die Studienlage

Seit Anfang der 1990er-Jahre werden die Effekte einer regelmäßigen sportlichen Betätigung auf die Lebensqualität und die Überlebenszeit von Krebspatienten untersucht (Mustian, Marrow & Carroll et al., 2007, S. 55; Mock, Pickett & Ropka et al., 2002, S. 120). Bisher sind die konkreten Einflüsse noch nicht ausreichend erforscht (Dimeo, 2000, S. 160; Dimeo et al., 1999, S. 2276).

Ich entdeckte das Laufen als Konstante meines Lebens und erlebte die positiven Effekte abseits der Studienerkenntnisse selbst. Als Wissenschaftlerin will ich meine Erfahrungen durch eine Zusammenfassung der aktuellen – durchaus kritischen – Forschungsergebnisse im folgenden Kapitel spiegeln (Mishra et al., 2012, S. 391; McNeely, Campbell & Rowe et al., 2006, S. 39-40).

3.1 Regelmäßiger, wohldosierter Sport reduziert das Rezidivrisiko

Nachweislich kann Sport die Wahrscheinlichkeit für eine Rückkehr der Krebserkrankung senken (Banzer et al., 2009, S. 78; Meyerhardt, Giovannucci & Holmes et al., 2006, S. 4-5). Dies gilt sowohl für Patienten, die bereits vor der Erkrankung regelmäßig sportlich aktiv waren, als auch für Betroffene, die erst mit der Erkrankung zum Sport fanden (Schwarz, 2014, S. 21; Lemanne, Cassileth & Gubili, 2013, S. 580-585).

So belegt eine Studie von Williams (2014) eindrucksvoll die lebensverlängernden Effekte eines regelmäßigen intensiven Lauftrainings mit einer Durchschnittsgeschwindigkeit von 12 Meilen/Stunde. Die Studie begleitete sportlich aktive Brustkrebspatientinnen nach dem Abschluss ihrer Akutbehandlung. 272 Joggerinnen und 714 Walkerinnen nahmen an der Langzeitstudie teil. Die durchschnittliche Überlebenszeit betrug 9,1 Jahre nach der Krebserkrankung. 13 Joggerinnen und 33 Walkerinnen starben früher. Insgesamt reduzierte sich die Sterblichkeitsrate um 23,9 %. Für die Gruppe der Joggerinnen sank die Sterbequote um 40,9 %.

Das Aktivitätsniveau und der Umfang beeinflusste signifikant den Überlebenszeitraum. Für ehemalige Krebspatienten, die mehr als 3,6 MET-Stunden/Tag (metabolisches Equivalent, eine Einheit für die Messung der Stoffwechselaktivität. 1 MET entspricht dem Verbrauch von 1 Kilokalorie je Kilogramm Körpergewicht pro Stunde) intensiv joggten, sank die Sterbewahrscheinlichkeit um 95,4 % bei den Läuferinnen (vgl. Kap. 5.3, „Die Intensität und der Umfang sind entscheidend").

Hingegen bei den Walkerinnen sank das Sterberisiko nicht signifikant ab. Die Autoren der Studie betonen, dass nicht nur die Art, sondern auch die Intensität der sportlichen Aktivitäten für eine Reduzierung der Sterbewahrscheinlichkeit durch Brustkrebs entscheidend ist. Bisherige Empfehlungen unterfordern die Patientinnen, sodass potenzielle positive gesundheitliche Effekte sich nur unzureichend entfalten. Williams empfiehlt ein wöchentliches Joggen von mehr als 750 MET-Minuten bzw. mehr als 1,8 MET-Stunden/Tag (Williams, 2014, S. 1195-1201).

Allerdings verweisen einige Studien darauf, dass eine sportliche Aktivität vor der Krebserkrankung keinen Einfluss auf das Rezidivrisiko hat (Holmes, Chen & Feskanich et al., 2005, S. 2485). Einige wenige Forschungsergebnisse deuten sogar auf einen negativen Effekt zwischen exzessivem Laufen, beispielsweise durch regelmäßiges Marathontraining, und dem (Wieder-)Auftreten einer Krebserkrankung hin. Das Immunsystem wird durch übermäßiges Training geschwächt (Nieman, 1994, S. 129; Lahart, Metsios & Nevil et al., 2015, S. 653).

Nieman (1994) identifizierte einen J-förmigen Zusammenhang zwischen langen, intensiven Wettkämpfen und Trainingsumfängen und sich daran anschließenden Infektionskrankheiten aufgrund einer Überlastung: Während moderate Trainingseinheiten Infektionsrisiken reduzieren können, erhöhen exzessive Umfänge das Risiko einer Infektion. Kilometerumfänge bis 21 km schaden demnach dem Körper nicht. Wöchentliche Lauf- und Trainingsumfänge bzw. Wettkämpfe darüber hinaus schwächen das Immunsystem. Nieman befragte hierzu in seiner Studie Marathonläufer, Ultraläufer und Läufer über kürzere Distanzen. Weiterhin analysierte er in seinem Literaturüberblick diverse klinische Studien, die u. a. eine geringere Anzahl weißer Blutkörperchen unmittelbar im Anschluss an extreme Laufbelastungen belegen. Langfristig kann das Immunsystem Schaden nehmen (Nieman, 1994, S. 134-136).

Zudem kann sich der Körper als resistent gegen die positiven Effekte des Laufens im Kampf gegen Tumorzellen erweisen. Der Läufer trainierte faktisch seiner Physis diese Immunisierung an (Holmes et al., 2005, S. 2485). Einigkeit besteht in der Forschungsliteratur jedoch, dass ein regelmäßiges moderates Training zu einer Reduzierung des Krebsrisikos beiträgt. Ausführlicher hierzu siehe Kap. 5.3, „Die Intensität und der Umfang sind entscheidend".

Für den April 2013 avisierte ich mein zweites Marathondebüt und meldete mich für den Leipzig-Marathon an. Trotz meiner sportlichen Bemühungen traf mich der Krebs im Frühjahr 2013 erneut. Ich hatte ein hohes Rückfallrisiko und erfüllte damit die Statistik. Trotzdem gestaltete sich meine Situation in besonderer Weise.

Entgegen der allgemeinen Studienlage kehrte mein Krebs nicht in Fernmetastasen oder anderen Krebsarten zurück, sondern beschränkte sich lokal auf die bereits operierte und behandelte linke Brust. Kein Lymphknotenbefall, keine sonstigen Anzeichen einer weiteren Ausbreitung.

Rückblickend betrachtet, schenkte mir das Leben eine dritte Chance. Da eine Chemotherapie Krebszellen nur in bestimmten Stadien erreicht, rechtfertige ich das Lokalrezidiv vor mir selbst als nicht erwischter Rest bei der Operation und Bestrahlung. Der Sport trug dazu bei, mein Immunsystem so weit zu stärken, das es einer Ausbreitung der Erkrankung erfolgreich entgegenstand.

Du magst jetzt den Kopf schütteln. Doch ich lernte, wie sehr die Psyche die Physis beeinflussen kann. Mich schützt diese mentale Stärkung vor zu langer und kräftezehrender Grübelei. Ich genieße laufend das Leben. Dies zählt für mich.

FAZIT

Mit einem regelmäßigen Lauftraining hast du es ein Stück weit selbst in der Hand, der Rückkehr der Krebserkrankung vorzubeugen. Du bist nicht völlig ohnmächtig. Viel hilft aber nicht immer viel!

3.2 Regelmäßiger Sport mindert die Nebenwirkungen der Erkrankung

Im Verlauf und nach Abschluss der Akutbehandlung kämpfte ich weiterhin mit Hitzewallungen, Gelenkschmerzen, wanderte nachts durchs Haus. Hinzu kamen Taubheitsgefühle, vor allem in den Fingerspitzen. Es schepperte häufiger einmal, doch jetzt hatte ich eine gute „Entschuldigung".

Schwerwiegender empfand ich die Konzentrationsprobleme in Gesprächen, beim Lesen, verbunden mit einer mir ungewohnten Schlappheit.

Ohnmächtig stand ich dem nicht erfüllbaren Kinderwunsch und den mich immer wieder einmal überfallenden Todesängsten gegenüber. Deshalb stellte ich mir vor, mit jedem Laufschritt „entschlacke" ich meinen Körper von den Chemomedikamenten. Und ganz, ganz vielleicht ... mit einer Wahrscheinlichkeit von 0,5 %, würde sich doch noch mein Kinderwunsch erfüllen. Sechs Monate nach Ende der letzten Chemogabe kam die Periode zurück. Ich fühlte mich wieder mehr als ganze Frau. Gleichzeitig bestätigten die wieder einsetzenden Blutungen mir meine sportlichen und sonstigen gesundheitlichen Anstrengungen.

Ich lief in mein altes, neues Leben zurück. Kleine Wettkampferfolge versetzten mir aktivierende Stromstöße. Tatsächlich konnten mein Körper und ich noch etwas leisten. Indem ich wieder neu erstarkte, lenkte ich mich von den Ängsten ab. Die Hitzewallungen ließen nach. Mit Einschlaf- und Durchschlafproblemen kämpfe ich bis heute, allerdings setzt mir dies nur noch 1-2 Nächte pro Woche zu.

Laufen/Walken und andere Ausdauersportarten aktivieren die gesamten Muskelgruppen deines Körpers über einen längeren Zeitraum (Mock, Dow & Meares et al., 1997, S. 991; Eyigor & Kanyilmaz, 2014, S. 408-409). Studien zeigen, dass du während und auch nach der Krebstherapie vom Laufen, Walken, Krafttraining oder anderen Sportarten profitieren kannst (Stevinson, Lawlor & Fox, 2004, S. 1048-1051; McNeely et al., 2006, S. 37-40). Insbesondere die Kombination aus Ausdauer-, Kraft-, Balance- und Entspannungsübungen wirkt sich positiv aus (Pedersen & Saltin, 2015, S. 41).

Zum Beispiel:

- Reduktion von Schlafstörungen (Ancoli-Israel, Moore & Jones, 2001, S. 251),

- Minderung von Angstzuständen (Andersen, 2002, S. 599),

- Senkung des Risikos von Depressionen (Emery, Yang & Frierson et al., 2009, S. 383),

- Arrangieren mit den Fatiguesymptomen (Mock, Pickett & Ropka et al., 2002, S. 125),

- Vorbeugung von Herzschädigungen (Huy, Schmidt & Vrieling et al., 2012, S. 298; Wood, Phillips & Smith-Ryan et al., 2016, S. 967),

- Minderung von Gelenkbeschwerden (Bredahl, Pfannenstiel & Quinn et al., 2016; S. 1471; Smuder, Kavazis & Min et al., 2011, S. 935),

- Vorbeugung von Osteoporose (Pedersen et al., 2015, S. 39-41),

- Reduktion der Inkontinenz (Keller, Burkert, Wiedemann et al., 2015, S. 222),

- Minderung der Anämie (Ärzte Zeitung, 2002, S. 12),

- Minderung von Verdauungsproblemen (Hanai, Ishiguro & Suzu et al., 2016, S. 101-105),

- Reduktion von Hitzewallungen (Hutton, Yazdi & Bordeleau et al., 2015, S. 1).

Deine gesamte Lebensqualität verbessert sich (Mock et al., 2002, S. 125).

FAZIT

Durch das regelmäßige Laufen treten die Langzeitfolgen der Therapie mehr und mehr in den Hintergrund. Du lernst deinen Körper neu kennen. Langsam baut sich wieder ein Vertrauensgefühl auf.

3.3 Regelmäßiger Sport mindert die Fatigue

Auch nach dem Ende der Akutbehandlung fühlte ich mich müde, schlapp, ausgelaugt. Arztgesprächen, Diskussionen mit Freunden, einem Buchkapitel konnte ich nur unter höchster psychischer Anstrengung folgen.

Spätestens nach einer Stunde war die Konzentration dahin. Mein Kopf schmerzte, meine Glieder hingen wie Blei an mir. Mir wurde abwechselnd heiß und kalt. Meine Augen reagierten extrem lichtempfindlich. Im Halbdunkel von Parkhäusern fehlte mir die Orientierung; ich suchte mir die entfernteste und breiteste Parklücke, um Kollisionen zu vermeiden.

Hintergrundgeräusche des Großstadtalltags, wie Sirenen, Straßenbahnen, Musik, Gespräche, Autoverkehr, warfen mich an manchen Tagen aus der Bahn, bevor der Tag richtig begonnen hatte. Je mehr ich meiner erlebten Schlappheit nachgab, desto antriebsloser wurde ich.

Anfangs glaubte ich, dass sich diese Einschränkungen nach dem Abschluss der Chemotherapie legen würden. Ich sprach die Problematik bei meinen behandelnden Ärzten an. Erstmals vernahm ich den Begriff der *Fatigue*, französisch für *Müdigkeit* (Belle, Paridaens & Evers et al., 2005, S. 247).

Durch meine tägliche Sportroutine, verbunden mit der über Jahre antrainierten Selbstdisziplin, zog ich mich jeden Tag selbst aus dem Bett. Meine sportliche Verabredung mit mir selbst, gepaart mit den Laufsachen, die ich bereits am Abend zuvor bereitlegte, zwangen mich zum Start in den Tag. Die ersten Laufschritte an der frischen Luft ließen meine Mattigkeit erst einmal verfliegen und geben mir auch heute genug Schwung, um einen dreistündigen Arbeitstag einigermaßen zu überstehen.

Wie im Sport gibt es auch im Büro Tage, an denen ich nichts schaffe. An anderen Tagen laufe ich zu früheren Höchstformen – leider auch im Multitasking – auf. Meine morgendliche Sportform signalisiert mir mittlerweile sehr zuverlässig, wie leistungsfähig ich vom Kopf her für den Tag bin. Zudem geht ohne Pausen und Regeneration – wie im Sport so auch bei der Arbeit – nichts. D. h., nach ca. 90-120 Minuten benötige ich im Büro eine Kopfpause, atme durch, gehe ein paar Schritte an die frische Luft, trinke einen Tee. Am anstrengendsten sind für mich mehrstündige Meetings, Präsentationen und Diskussionen.

Ich lernte, mir jeweils nur einen derartigen Termin pro Tag zu legen. Sind keine Pausen geplant, entschuldige ich mich für ein paar Minuten. Vor diesen Meetings beginne ich keine anderen gedächtnisintensiven Aufgaben. Ich bereite mich mit schriftlichen Argumenten auf die Besprechungen vor, definiere mein Ziel und mögliche Wege dorthin. Diese Tage vergleiche ich mit Wettkämpfen. Bin ich gut vorbereitet, ausgeschlafen, habe gefüllte Energiespeicher, komme ich mit einem Lächeln im Ziel an. Andernfalls stehe ich auch kein Meeting durch, ohne danach zu Hause auf das Sofa zu kriechen.

Steter Tropfen höhlt dabei den Stein. Ich fokussiere auf mein Ziel und rufe mich immer wieder bei allen Beteiligten in Erinnerung. Galt ich schon vorher bei meinen Kollegen als sachlich und direkt, kommt jetzt noch eine nachhaltige Zähigkeit und Bissfestigkeit hinzu. Dafür werde ich nicht geliebt, aber respektiert. Die Krankheit führte mir vor Augen, wie knapp meine Lebensarbeitszeit bemessen ist. Durch meine Zielfokussierung aus dem Sport lasse ich Nebenkriegsschauplätze rechts und links liegen, komme immer wieder zu meiner eigentlichen Aufgabe zurück und löse diese erfolgreich.

Ich arbeite mittlerweile sehr effizient, pragmatisch, gehe dafür aber auch über die feinen, leisen Töne hinweg. Dies ist nicht jeden Tag einfach, sondern auch ich diszipliniere mich immer wieder selbst: Ich trete einen Schritt zurück und rufe mir meine eigentliche Akutaufgabe wieder in Erinnerung, die ich konsequent verfolge. So entgehe ich weitgehend dem berüchtigten Multitasking, das mir meine Kräfte, Konzentrationsfähigkeit und Lebensqualität rauben kann.

Fast jeder Krebspatient erlebt *Fatiguesymptome* in unterschiedlich ausgeprägter Form (Pertl, Quigley & Hevey, 2014, S. 146-157). Insbesondere bei Brustkrebspatienten, die, neben einer Operation und einer Chemotherapie, auch Strahlen- und langwierige Hormonbehandlungen erhalten, ist die Fatigue eine der häufigsten auftretenden Langzeitfolgen der Krebstherapie (Islam, Dahlui & Majid et al., 2014, S. 10).

Trotzdem bist du der Fatigue nicht völlig ausgeliefert. Den ersten Schritt bildet die korrekte Diagnosestellung. Dann können integrative Ansätze angewandt werden. Zu diesen gehören beispielsweise Yoga, Schlaftherapien, Meditation, Ausdauersport, Gesprächsrunden oder Ernährungsumstellungen (Mustian et al., 2007, S. 54-62; Ärzte Zeitung, 2002).

Insbesondere Ausdauersportarten, wie Laufen, Walken, Schwimmen, Radfahren, kombiniert mit Kräftigungsübungen, Aerobic und Entspannungsübungen, bspw. Qigong, Meditation, beeinflussen die Lebensqualität positiv und reduzieren die erlebte Fatigue im Alltag (Mustian et al., 2007, S. 54-55; Mock et al., 2002, S. 120-126). Diese Erkenntnisse werden auch in Deutschland seit mehr als einem Jahrzehnt in Fachkreisen anerkannt, beispielsweise beim Krebs-Symposium in Marburg 2001, und auch in der Praxis umgesetzt (Krebs Symposium Marburg, 16.11.2001, 2002, S. 81).

Wiederum entscheidet der Umfang und die Intensität über die positiven Auswirkungen sportlicher Aktivitäten und die dadurch erzielte Minderung der Fatigue. Dabei zeichnen die bisherigen Untersuchungen ein durchaus gemischtes Bild. Im Jahr 2003 analysierten Lucia et al. den aktuellen Forschungsstand zu den Auswirkungen sportlicher Aktivitäten und der Minderung der Fatigue. In erster Linie verbesserten Ausdauersportarten, wie Schwimmen, Radfahren oder Walken, kombiniert mit Kraftübungen, die Sauerstoffaufnahmefähigkeit der Krebspatienten signifikant. Empfohlen werden mindestens zwei Sporteinheiten pro Woche mit einer Dauer von 30-60 Minuten bei einer Belastung von 55-85 % der Herzfrequenz. Bereits unter einer Chemotherapie wird mit regelmäßigem Training die Sauerstoffaufnahme und Sauerstoffverarbeitung im Körper verbessert und der körperlichen Müdigkeit (Fatigue) entgegengewirkt (Lucia, Earnest & Pérez, 2003, S. 619-622).

In einer aktuellen Metaanalyse über 42 Studien mit 3.816 Patienten unterstreichen Dennett, Pairis und Shields et al. (2016) den positiven Einfluss moderater Trainingseinheiten auf die Minderung der Fatigue. Die aktuelle Studienlage lässt keine allgemeinen Empfehlungen zum Umfang zu. Darüber hinaus beeinflusst die Art der Krebserkrankung und die individuelle Situation der Patienten den sportlichen Umfang. Positive Effekte zeigte die Analyse der Autoren um Dennett vor allem für eine sportliche Aktivität während der Akutbehandlung zur Minderung der Fatiguesymptomatik (Dennett, Pairis & Shields et al., 2016, S. 76-80).

FAZIT

Das Laufen gibt dir eine Struktur im Alltag und lässt dich – trotz der Fatigue – wieder leistungsfähiger werden. Du lernst zudem, gezielt auf deinen Körper außerhalb sportlicher Betätigungen zu hören und nimmst dir die notwendigen geistigen und körperlichen Pausen. Die Fatigue kann dich 10 Jahre und länger nach der Therapie begleiten (Reinertsen, Cvancarova & Loge et al., 2010, S. 413). Durch das Laufen lernst du, die Fatigue zu kontrollieren und nicht umgekehrt.

3.4 Verbesserung der Lebensqualität

Durch das Laufen – gerade während der Therapie – erhielt ich Bewunderung und Anerkennung aus meinem Umfeld. Ich selbst fühlte mich in meinem Lebens- und Laufalltag bestätigt. Sowohl während der Chemotherapien als auch in den Folgebehandlungen musste ich mich nicht einmal übergeben, selbst wenn mir übel wurde.

Jeder Laufschritt baute mich seelisch und körperlich auf. Ich ließ meine Krebserkrankung nicht mehr das alles beeinflussende Lebensthema sein. Im Gegenteil: Ich lernte, mir meine Lebenszeit und jeden Tag besser einzuteilen und zu genießen.

Ich fühlte mich nicht jeden Tag krank im Vergleich zu einer Erkältung. Diese positive Einstellung strahlte und strahle ich nach außen aus. Die Laufroutine stählte mich körperlich und geistig.

Rückschläge in der Therapie und im Lebensalltag werfen mich heute nicht mehr völlig aus der Bahn. Ich falle hin, heule, atme durch und stehe wieder auf. Diesen Mechanismus übertrage ich vom Sport auf alle Lebenslagen. Insbesondere im Beruf, in dem meine Achillesferse kein Geheimnis ist, bildet die mir inhärente Gelassenheit und Härte eine unschätzbare Stärke. Indem ich klare Grenzen ziehe, schütze ich mich und meine momentane Lebensqualität. Auch ein potenzieller Jobverlust wirft mich nicht völlig aus der Bahn. Ich erfahre Tag für Tag, es geht immer weiter. Lebensschritt für Laufschritt.

Durch eine regelmäßige sportliche Betätigung gewinnst du wieder die Kontrolle über deinen Körper und die Krankheit. Damit steigt deine innere Zufriedenheit. Parallel dazu entsteht eine positive Aufwärtsspirale: Der Sport stärkt dein Immunsystem, deine körperliche Leistungsmöglichkeit (Gotay, Korn & McCabe et al., 1992, S. 576; Mustian, Sprod & Janelsis et al., 2012, S. 83, 86). Die daraus resultierende mentale Motivation lässt dich morgens leichter zu den Laufschuhen greifen usw. Das Laufen kann einen Beitrag zu deinem Genesungsprozess im Verständnis eines ganzheitlichen Ansatzes leisten (Hacker, 2009, S. 32).

Eine aktuelle chinesische Studie aus 2016 vergleicht das Aktivitätsniveau 76 junger Krebspatienten aus Hongkong (zwischen neun und 17 Jahren) mit 148 gesunden Probanden gleichen Alters. Je aktiver die betroffenen Krebspatienten waren, desto besser kamen sie mit den Nebenwirkungen der Behandlung zurecht, ihr Selbstbewusstsein wurde gestärkt, die gesamte Lebensqualität profitierte (Lam, Li & Chiu et al., 2016, S. 86-88).

FAZIT

Das Laufen lässt dich täglich deinen Körper und deine Seele als Teil des Lebens und der Natur begreifen. Du fühlst die Macht über deinen Körper und dein Leben zurückkehren. Durch den Sport stehst du – auch mit einer Krebserkrankung – mitten im Leben. Damit signalisierst du dir und deinem Umfeld eine positive Lebenseinstellung. Die Erkrankung hat dich nicht mehr im Griff!

3.5   Die Figur bleibt

Der regelmäßige Sport aktivierte meinen gesamten Körper und Energie-
haushalt. Meine Fingernägel wuchsen schneller. Ich hatte eine gesunde
Gesichtsfarbe, leicht gerötete Wangen und einen olivfarbenen Teint, dem
man die tägliche Bewegung in der Natur ansah.

Und ich behielt die Figur. Vor der Erkrankung wog ich rund 48 kg bei
1,62 m Körpergröße. Daran änderte die Therapie nicht viel. Auch wenn
ich zwischenzeitlich nur 44 kg wog, aktivierte die tägliche Bewegung meinen Appetit. Ich bekam Hunger und Durst und musste Nahrung zu mir
nehmen. Dies war überlebenswichtig. Ja, die Schleimhäute im Mund- und
Rachenbereich waren geschwollen. Das Zahnfleisch war wund.

Mir war übel. Meine Zunge war pelzig. Teilweise roch und schmeckte ich
nichts. Diese Nebenwirkungen zeigten sich vor allem vom zweiten bis vierten Tag nach der jeweiligen Chemogabe. Durch meine tägliche Bewegung
kehrte mein Geschmacks- und Genusssinn jedoch relativ schnell zurück,
und ich verspürte Hunger! Alles, worauf ich Appetit bekam, konnte ich essen und behielt es bei mir. Lediglich von rohem Fisch, wie Sushi, frischem
Fleisch, wie Gehacktem oder rohen Eiern, rieten mir meine Ärzte ab.

Was sich allerdings veränderte, waren meine Proportionen. Vor der Erkrankung hatte ich gesunde, volle Wangen und schlanke, jedoch nicht son-
derlich kräftige Gliedmaßen. Ernährte ich mich sonst vorbildlich, war ich
doch eine süße Naschkatze. Ich liebte Schokolade, Kuchen, Kekse in rauen
Mengen. Das letzte Anstandsstück bei einer Geburtstagsfeier gehörte mir.
Im Zuge der Ersterkrankung änderte ich unter anderem meinen Zucker-
konsum (ausführlicher hierzu Kap. 6.2, „Ernährungsveränderungen").

Mittlerweile bin ich sehniger im gesamten Körperbau, schmaler im Gesicht, habe keine Verdauungsprobleme und kein Völlegefühl mehr (Ma &
Mourtzakis, 2014, S. 1). Kurzum, ich fühle mich wohler und sehe durch-
trainierter aus. Und ja, ich genieße wieder anerkennende Blicke fremder
Männer und neidische Seitenhiebe von Frauen. Dies erkämpfte ich mir
trotz der Narben und Einschränkungen zurück.

Mein Lauf ins Leben

Natürlich spielt die Disziplin bei der Ernährung eine entscheidende Rolle. Diese Selbstdisziplin ziehe ich aus meiner langjährigen Sportroutine. Langfristiges Training führt zum Erfolg.

Sportliche Aktivitäten langfristig beizubehalten, verlangt eine grundlegende Umstellung deines Lebens (Hacker, 2009, S. 37; Garcia & Thomson, 2014, S. 770-771). Viele Betroffene verlieren im Zeitverlauf die Lust am Training, verweisen auf Zeit- und gesundheitliche Probleme. Insbesondere ehemalige Brustkrebspatientinnen neigen dazu, Fatigue, Kopfschmerzen oder Übelkeit anzugeben (Hacker, 2009, S. 37; Courneya, McKenzie & Reid et al., 2008, S. 118). Aber auch tatsächliche körperliche Einschränkungen im Ausführen bestimmter Bewegungen können Gründe sein (Ott, Lindsey & Gross et al., 2004, S. 51-52).

Allerdings fühlen sich die Krebspatienten eher motiviert, sportlich aktiv zu bleiben, die bereits vor ihrer Erkrankung regelmäßig trainierten. Courneya, Friedenreich und Sela et al. (2002) befragten hierzu 108 ehemalige Krebspatienten. Gegen den „inneren Schweinehund" half vor allem, bereits in der Vergangenheit ausgeübte Sportarten beizubehalten bzw. wieder aufzunehmen. Hingegen das Betreiben einer neuen Sportart wirkte auf die Probanden eher abschreckend (Courneya, Friedenreich & Sela et al., 2002, S. 263-265).

Da das Erlernen neuer Abläufe generell herausfordert, hat jeder von uns Vorbehalte, bspw. bei der Einführung einer neuen Software am Arbeitsplatz.

Hormontherapien, Frust, Angst, körperliche Einschränkungen können zu einer unerwünschten Gewichtszunahme führen. Dies betrifft vor allem Brustkrebspatientinnen (Holmes et al., 2005, S. 2479). Regelmäßiger Sport wirkt dem entgegen, verbessert das gesamte körperliche und seelische Befinden und damit die Lebensqualität (Holmes et al., 2005, S. 2479).

Übergewicht gilt als eine zentrale Ursache für das (Wieder-)Auftreten einer Krebserkrankung (Irwin, Fabian & McTiernan, 2015, S. 199). Denn

Fettzellen produzieren Hormone, die die Entstehung von Krebszellen begünstigen können. So wird beispielsweise die Östrogenproduktion angeregt, die die Entstehung von Brustkrebs beeinflusst.

Übergewichtige Personen haben häufiger einen höheren Insulinspiegel, der wiederum die Karzinogenese anregt (Rutledge & Denmark-Wanefried, 2016, S. 129). Durch gezielten, regelmäßigen Sport kannst du dein Körpergewicht kontrollieren und damit einen zentralen Einflussfaktor für das Wiederauftreten der Krebserkrankung reduzieren. Du wirst selbst aktiv.

Eine aktuelle Literaturanalyse von Garcia und Thomson (2014) unterstreicht die zentrale Bedeutung regelmäßiger körperlicher Aktivitäten auf das Halten des Körpergewichts bzw. dessen Reduzierung, aber auch auf den Muskelaufbau. Durch gezieltes individuelles Training nimmst du bewusst auf deinen Körper, deine Seele und deine Gesundheit Einfluss (Garcia & Thomson, 2014, S. 772, 774, 776).

FAZIT

Eine regelmäßige sportliche Aktivität lässt dich nicht nur gesünder aussehen. Du bleibst für dein Umfeld attraktiv und kannst hiervon auch in anderen Lebenslagen, zum Beispiel im beruflichen Umfeld, profitieren. Insbesondere reduzierst du ein zentrales Risiko für ein erneutes Auftreten der Krebserkrankung.

3.6   Trainingsergebnis: Ich bin zurück

Eher unbewusst und nebenher kehrte ich in meinen Alltag zurück. Zwei Monate nach Abschluss der Chemotherapie und drei Wochen nach der Brust-OP kehrte ich noch vor Beginn der Bestrahlung wieder in den Arbeitsalltag zurück, erhöhte stundenweise meine Arbeitszeit. Im gleichen

Tempo zog ich das Laufen an. In mir hatte sich die fixe Idee eines täglichen Läufchens um jeden Preis festgesetzt. Dies ließ sich zunächst sehr gut an.

Die Erkrankung sah ich als Ausrutscher an, aus dem ich gelernt hatte. Noch während der stationären Rehabilitation nach der Bestrahlung begann ich mit dem täglichen Laufen. Klappte es mal einen Tag nicht, hing ich daran innerlich fest, reduzierte diese Trainingsausfälle auf ein Minimum.

Die Haare wuchsen, die Laufumfänge wurden größer, und ich träumte insgeheim von einem ersten Marathon „danach" in 2013.

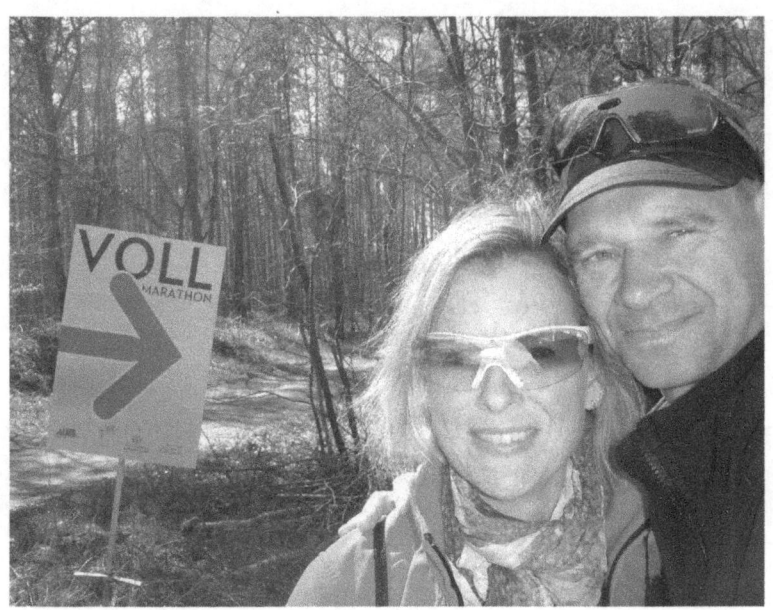

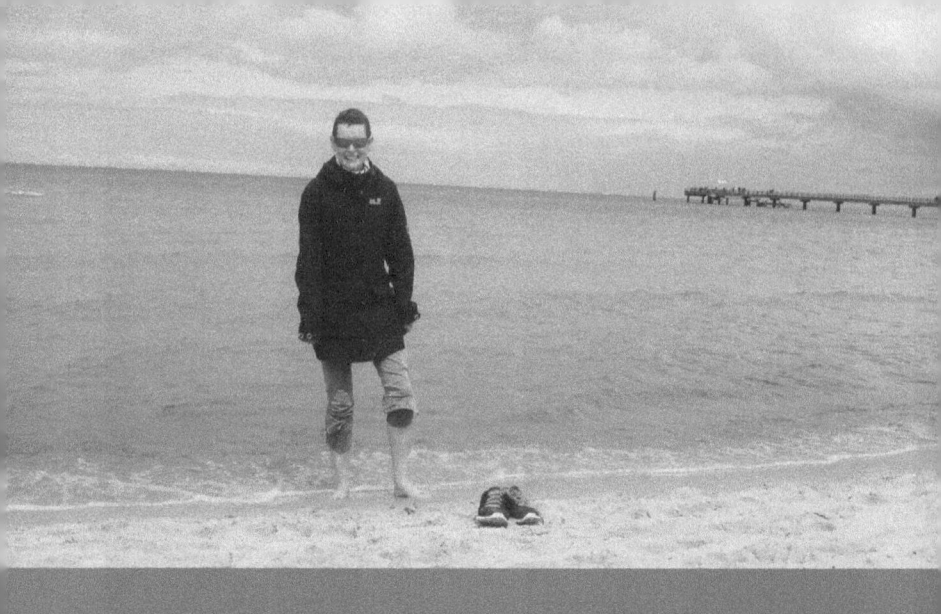

Kapitel 4

4   Laufen bei Krebs: Was spricht dagegen? Die Studienlage

Für die tägliche Bewegung, insbesondere das Laufen, ist der menschliche Körper ausgerichtet. Ausdauersport in Kombination mit Kräftigung und Entspannungsübungen stellt sowohl in der Krebsprävention als auch während und nach einer Krebstherapie einen zentralen Baustein für die verbesserte Lebensqualität und ein längeres Leben bzw. Überleben dar (Emery et al., 2009, S. 378; Mohammadi, Sulaiman & Koon et al., 2013, S. 484-485).

Betroffene, die bisher überhaupt keinen Sport betrieben, sollten sich nicht den Marathon unter der Chemotherapie als Ziel setzen. Sowohl für passionierte Läufer als auch für Einsteiger gilt es, das Laufen in Abstimmung mit der individuellen Behandlung und Gesundheitssituation auszuüben

(Huy et al., 2012, S. 297; Banzer & Jäger, 2009, S. 78). Laufneulinge sollten sich professionelle Unterstützung durch einschlägige Rehakliniken (bspw. www.rehakliniken.de oder über die Deutsche Rentenversicherung unter: http://www.deutsche-rentenversicherung.de/Bund/de/Inhalt/Allgemeines/adressen/kliniken/klinken_der_drv_bund_S.html (Deutsche Rentenversicherung Bund, 2017), Forschungsinstitute, Physiotherapeuten und Sportärzte (bspw. über die Deutsche Gesellschaft für Sportmedizin und Prävention unter http://www.dgsp.de/sportaerztliche-untersuchung.php) suchen.

Dabei sollten die Sportmediziner und Onkologen eng zusammenarbeiten und dich als Krebspatienten während und auch nach der Therapie professionell begleiten (Banzer & Jäger, 2009, S. 78).

Obwohl ich begeisterte Läuferin bin, will ich ebenfalls die kritischen Erkenntnisse und Studien in der aktuellen Forschungsliteratur anführen. Das (Läufer-)Leben hat seine grauen und schwarzen Seiten. Der interessierte Leser soll einen ganzheitlichen Blick auf den momentanen Stand der Wissenschaft erhalten. Auch ich erlebte und erlebe das Laufen nicht als das Allheilmittel.

4.1 Kein Laufprogramm ohne medizinische Absegnung

Jeden meiner behandelnden Ärzte – Brustzentrum, Onkologe, Hausarzt, Gynäkologe, Ärztin für integrative Medizin, Radiologe, Internist etc. – fragte ich nach seiner Meinung. Von ungläubigem Kopfschütteln über skeptische Augenbrauen bis zum optimistischen Lächeln erhielt ich die komplette Bandbreite. Ich lief gerade deswegen oder trotzdem meinem inneren Gefühl entsprechend weiter.

So unterschiedlich die Meinungen meiner behandelnden Ärzte waren, desto eindeutiger ist die aktuelle Studienlage. Grundsätzlich wird eine sportliche Betätigung explizit unterstützend angeraten (Davies, Batehup & Thomas, 2011, S. S67-S68) (siehe hierzu auch ausführlich Kap. 3,

„Pro Laufen bei Krebs – Die Studienlage"). Allerdings sind die Laufinten-sität und der Umfang von deiner individuellen Situation, Diagnose und deinem aktuellen Gesundheitszustand abhängig. Eine fachliche medizini-sche Absegnung der Laufaktivitäten ist – unabhängig von deinem Bauch-gefühl – unabdingbar. Betrachte es als Leistungscheck unter besonderen Bedingungen.

24 Stunden nach erhaltener Chemogabe ist bereits wieder eine sportliche Betätigung möglich. Dabei sollte der Umfang und die Inten-sität der individuellen Situation angepasst sein. Dein Körper signalisiert dir die Grenzen. Gleiches gilt für das Laufen während der Bestrahlung (Banzer & Jäger, 2009, S. 79; Baumann, Schüle & Kraut et al., 2005, S. 156-157).

Laufen, ggf. im Wechsel mit dem Walken, ist grundsätzlich möglich (Deutsche Krebshilfe, 2017, S. 22). Um zusätzlichen Stress und mögli-che Ansteckungen zu vermeiden, wird von der Teilnahme an Wettkämp-fen abgeraten (Banzer & Jäger, 2009, S. 79; Deutsche Krebshilfe, 2017, S. 36).

Sowohl als Läufer als auch als Krebspatient sind ergänzende Sportarten angeraten. Vom Schwimmen, insbesondere im Chlorwasser, während der Chemotherapie und unmittelbar nach der Bestrahlung rieten mir die Ärz-te allerdings ab (Deutsche Krebshilfe, 2017, S. 22). Gleiches galt für Sau-nabesuche. Durch das geschwächte Immunsystem und die gereizte Haut hätte es leicht zu Komplikationen kommen können (Deutsche Krebshilfe, 2017, S. 31). Als Alternative nach dem Verheilen der Haut nutzte ich zu-nächst einen Neoprenanzug, um wieder in meinem Haussee zu schwim-men. Erstmals sechs Monate nach der letzten Chemotherapie besuchte ich eine Sauna.

Nach einer Prostataoperation wird anfangs von Radfahren und Schwim-men aufgrund möglicher Inkontinenz abgeraten (Deutsche Krebshilfe, 2017, S. 39). Ebenfalls kommen bspw. bei Lungenkrebs oder Magenkrebs bestimmte Kräftigungsübungen zunächst nicht in Betracht (Krebsverband Baden-Württemberg e. V., 2016, S. 16-17, 24, 33-40).

HINWEIS

Frage explizit deine behandelnden Ärzte und Physiotherapeuten.

Erstmals in einer Studie von Huy et al. (2012) wurde der sportliche Weg von 1.067 deutschen Brustkrebspatientinnen vor, während und ein Jahr nach der Krebstherapie begleitet. Zu den Aktivitäten wurden Radfahren, Walken und weitere sportliche Aktivitäten gezählt. Während unmittelbar vor der Diagnosestellung das Aktivitätslevel der Probandinnen zurückging, entwickelte sich das Betätigungsniveau während der Behandlung V-förmig.

Betroffene, die neben der Operation auch eine Chemotherapie und/oder Bestrahlung durchstanden, reduzierten zunächst ihre sportlichen Aktivitäten merklich, erholten sich langsamer im Vergleich zu Patientinnen, die lediglich eine Operation und Hormonbehandlung erhielten. Ähnlich meinem Fall sank das sportliche Aktivitätsniveau zuvor sehr aktiver Probandinnen mit Beginn der Akutbehandlung zunächst abrupt ab. Allerdings erholten sich bereits sportlich aktive Betroffene wesentlich schneller und stiegen frühzeitig wieder in den Sport ein, der insbesondere Walking und weitere Bewegungen in der Freizeit (Hausarbeit, Gartenarbeit etc.) umfasste. Hingegen Radfahren und sonstige Sportarten blieben unterrepräsentiert.

Insbesondere profitierten die Brustkrebspatientinnen, die eine Anschlussheilbehandlung mit einem entsprechenden Sportangebot erhielten. Huy et al. verweisen darauf, bereits während der Akuttherapie sportlich aktiv zu bleiben bzw. in einen regelmäßigen Sport einzusteigen. Hierbei sind Ärzte, Physiotherapeuten und Krankenkassen gleichermaßen gefragt. Von einer völligen körperlichen Inaktivität bist du als Betroffener wesentlich schwerer wieder abzuholen und zu mobilisieren, als würdest du – in abgeschwächter Form – am Ball bleiben (Huy et al., 2012, S. 299-303). Auch ich brach zunächst körperlich völlig ein, blieb aber jeden Tag durch langsames Joggen, Spaziergänge, Kräftigungsübungen aktiv, wie ich bereits ausführlich schilderte.

FAZIT

Lasse dich gründlich untersuchen und stimme dein Laufpensum mit deinen behandelnden Ärzten ab. Ein Leistungseinbruch ist unvermeidlich. Als passionierter Läufer weißt du aber, dass sich dein Körper an Belastungen erinnert. An die bisherigen Nichtläufer: Ihr könnt jederzeit mit dem Laufprogramm beginnen. Fühlt euch durch eventuelle skeptische Blicke aus eurem Umfeld im positiven Sinne angespornt und zeigt euren Ärzten, wie ihr euch durchbeißen könnt. Und ebenfalls an die Nichtläufer: Die Leistungssteigerung, die ihr zu Beginn eures Lauftrainings erleben dürft, ist später nicht mehr so groß.

4.2   Risiko bei Osteoporose

Die 4Bone Health Organisation definiert den Knochenschwund wie folgt: Die Osteoporose ist eine Erkrankung des Skelettsystems, die mit einem Verlust bzw. einer Verminderung von Knochensubstanz und Knochenstruktur einher geht und infolgedessen zu einer erhöhten Anfälligkeit für Knochenbrüche führt. Mit zunehmendem Alter und sobald die Frauen in die Menopause kommen, steigt die Anfälligkeit für einen Knochenabbau (4Bone Health, 2017).

Bereits als gesunde Läuferin gehörte ich bei Glatteis eher zu den unsicher tänzelnden Eisläufern. Panisch sah ich deshalb dem ersten Winter unter der Chemotherapie entgegen. Neben einem gebrauchten Laufband als Auffanglösung sank mein Lauftempo aber so weit ab, dass ich höchstens in Zeitlupe ins Gras hätte fallen können. Zudem suchte ich mir möglichst Waldwege bzw. asphaltierte Wege und lief entlang der Grasbegrenzung, um idealerweise einen sanfteren Aufprall zu verschmerzen. Zum Glück blieb mir während der Therapie ein Laufsturz erspart.

Knochenschäden durch langwierige Chemotherapien, Kortisongaben, Stammzellen- und Strahlentherapien sowie mehrjährige Hormonbehandlungen, insbesondere bei Brustkrebspatientinnen, können das Skelett porös werden lassen. Eine Knochendichtemessung vermittelt dir und deinen behandelnden Ärzten eine genaue Aussage (Krebsverband Baden-Württemberg e. V., 2016, S. 39).

Stürze führen unter Umständen zu größeren Komplikationen im Vergleich zu gesunden Menschen. Auch beim Laufen, bspw. im Winter bei Glatteis oder im Gelände, lassen sich Stürze nicht immer vermeiden. Trotzdem sind mögliche Schäden für die Knochen im Vergleich zum Radfahren, Skifahren oder Inlineskaten geringer. Ebenfalls solltest du ruckartige Bewegungen wie bei Ballsportarten sowie in Wettkampfsituationen vermeiden. Auch hier kann das Verletzungsrisiko größer sein (Deutsche Krebshilfe, 2017, S. 30, 42, 52).

Allerdings kräftigt ein regelmäßiges Lauftraining dein Knochengerüst und stärkt es damit gegen Schäden (Hefferon, Murphy & McLeod et al., 2013, S. 843; Biddle & Mutrie, 2008, S. 23). Ein Osteoporoserisiko gilt deshalb nicht als Behelfsausrede gegen das Laufen. Du fährst schließlich auch Auto oder setzt dich in den Zug, obwohl theoretisch jederzeit ein Unfall passieren kann.

Nikander, Sievänen und Ojala et al. (2012) untersuchten die Auswirkungen eines 12-monatigen Fitnessprogramms u. a. auf die Veränderungen der Knochenstruktur von Brustkrebspatientinnen. 86 Patientinnen im Alter zwischen 38 und 66 Jahren wurden nach dem Zufallsprinzip in eine Trainingsgruppe und in eine Kontrollgruppe eingeteilt. 30 Teilnehmerinnen der erstgenannten Gruppe und 37 Teilnehmerinnen der Kontrollgruppe schlossen erfolgreich nach einem Jahr die Studie ab.

Die Trainingsgruppe erhielt zweimal wöchentlich für 30-40 Minuten ein gezieltes Training, bestehend aus angeleitetem Step-Aerobic, Sprungübungen, Kräftigung, gezieltem Geschicklichkeitslauf (Figure-8 Running). Darüber hinaus waren die Teilnehmerinnen dazu angehalten, zusätzlich die Ausdauer durch Walken, Schwimmen, Radfahren oder andere Aktivitäten zu trainieren. Wöchentlich sollten die Probandinnen mindestens 150 Minuten im aeroben Bereich trainieren.

Die Kontrollgruppe erhielt keine gezielten Vorgaben. Nach einem Jahr zeigte sich in beiden Gruppen ein messbarer Knochenschwund. Allerdings wies die Trainingsgruppe eine marginale, aber signifikant stärkere Knochendichte auf: 2 % im Oberschenkelhalsknochen, 1-2 % im Knochenschaft des Schienbeins.

Die Teilnehmerinnen beider Gruppen konnten ihre Ausdauerfitness verbessern. Patientinnen der Trainingsgruppe verbesserten zudem ihre Zugkraft um rund 1 kg, während die Kontrollgruppe körperlich abbaute. Die Studie verdeutlicht marginale, aber signifikant positive Effekte eines umfassenden regelmäßigen Trainingsprogramms, das sowohl Ausdauer- als auch Koordinations- und Kräftigungsübungen umfasste. Der Knochenschwund konnte nachweislich reduziert werden (Nikander, Sievänen & Ojala et al., 2012, S. 127-133).

In einer weiteren Studie untersuchten Schwartz, Winters-Stone und Gallucci (2007) die Auswirkungen eines moderaten Ausdauertrainings im Vergleich zu einem reinen Widerstands-/Krafttraining mit dem Thera-Band® und weiteren, nicht detaillierter beschriebenen Bewegungen auf die Knochendichte. Hierfür wurden 66 Brustkrebspatientinnen nach dem Zufallsprinzip in drei Gruppen eingeteilt.

Während eines Zeitraums von sechs Monaten ab dem Beginn der Akutbehandlung trainierte die Aerobicgruppe (Gruppe I) viermal pro Woche 15-30 Minuten eine Ausdauereinheit, bspw. Jogging. Im Zeitverlauf erhöhten die Probandinnen die Trainingsintensität in Tempo und/oder Umfang. Eine weitere Gruppe (Gruppe II) trainierte jeweils vier Einheiten für den Oberkörper und vier Einheiten für den unteren Körperbereich mit dem Thera-Band®. Viermal wöchentlich wiederholte die Thera-Band®-Gruppe (Gruppe II) zwei Sätze mit je 8-10 Wiederholungen je Übungseinheit. Auch hier intensivierten die Probandinnen das Training im Zeitverlauf. Die dritte Studiengruppe (Gruppe III) erhielt keine spezifischen Vorgaben.

Nach sechs Monaten war die Knochendichte der Teilnehmerinnen ohne spezifisches Training (Gruppe III) um 6,23 % gesunken, die der Thera-Band®-Gruppe (Gruppe II) um 4,92 % &, die der Aerobicgruppe (Gruppe I)

lediglich um 0,76 %. Darüber hinaus stieg die Gesamtfitness der Aerobicgruppe (Gruppe I) um 25 %, die der Thera-Band®-Gruppe (Gruppe II) um
4 %. Hingegen sank die Gesamtfitness der Probandinnen ohne gezieltes
Training (Gruppe III) um 10 %. Frauen vor der Menopause waren unabhängig von ihrer sportlichen Aktivität stärker von einer nachlassenden
Knochendichte betroffen im Vergleich zu postmenopausalen Patientinnen.

Die Studie verdeutlicht, dass Sport trotz Osteoporose möglich ist, insbe-
sondere ein gezieltes Ausdauertraining, wie das Laufen, dem Abbau der
Knochen gezielt entgegenwirken kann. Darüber hinaus verbessert ein
Ausdauertraining die Gesamtfitness nachhaltig (Schwartz, Winters-Stone
& Gallucci, 2007, S. 627-631).

FAZIT

**Sport ist trotz und gerade wegen einer Osteoporose sinnvoll.
Ausdauersport, wie das Laufen, wirkt einem Knochenschwund
gezielt entgegen. Eine Knochendichtemessung liefert dir konkrete Anhaltspunkte über deinen aktuellen Zustand. Gegebenenfalls läufst du auf weicherem Untergrund. Langfristig stärkst
und stabilisierst du dein Knochengerüst durch das Laufen.**

4.3 Regelmäßige Kontrolle per Herzultraschall

Nicht nur therapiebegleitend und in der langfristigen Krebsnachsorge
wird dein Herz regelmäßig sonografisch untersucht. Auch mit der Aufnahme oder dem Weiterbetreiben von Sport, bspw. dem Laufen, ist eine regelmäßige Abklärung deiner Herzfunktion lebensnotwendig.

Mittels Herzultraschall (Echokardiografie) kann ein Arzt Veränderungen
am Herzen erkennen. Die Untersuchung ist völlig schmerzfrei und mit jeder anderen Sonografie vergleichbar.

Chemotherapien, Operationen und Bestrahlungen belasten dein Herz und deine Lungen. Durch die Chemotherapien und beispielsweise durch die Gabe von Herceptin®/Trastuzumab treten in 2-4 % der Fälle Schädigungen des Herzens auf (Chopra & Kamal, 2012, S. 2; Dizon, 2009, S. 500; Ng, Better & Green, 2006, S. 9). Mittels regelmäßigem Herzultraschall während und auch noch mindestens halbjährlich nach Therapieabschluss wird mein Herz seitdem geprüft. Durch das Laufen konnte ich mein Herz bereits vor der Krebserkrankung trainieren, kam ohne größere Schäden durch die Therapie. Aktuell sind nur minimale Schäden in der Herzspitze nachweisbar. Zumindest mit diesem Organ kann ich in Konkurrenz zu einem gesunden Menschen treten.

Darüber hinaus schädigte die Bestrahlung irreparabel meine Lungenflügel. Wirkliche Atemnot verspüre ich beim Erklimmen von Treppen oder starken Anstiegen. Sind meine Muskeln und mein Körper allerdings bereits durch das Laufen auf Betriebstemperatur, verspüre ich keine so starke Atemnot im Vergleich zu einer Bewegung aus einer unmittelbar vorhergehenden Erholungsphase heraus.

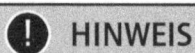 **HINWEIS**

Während des Lauftrainings kannst du mit Atemnot und Herzrasen konfrontiert werden. Die Ursachen können therapiebedingt sein, aber auch auf einen unzureichenden Trainingszustand hindeuten. Organische Ursachen sind bspw. durch ein Blutbild, einen Lungenfunktionstest oder einen Herzultraschall zu klären (Krebsverband Baden-Württemberg e. V., 2016, S. 38-39).

Schmitz und Speck (2010) verweisen auf die Langzeitschäden der Krebstherapie, die u. a. die Herz-Lungen-Funktionsfähigkeit und das Knochengerüst derart schädigen können, dass sportliche Aktivitäten ein Gesundheitsrisiko darstellen. Aufgrund dessen ist es für dich überlebenswichtig, regelmäßige Kontrolluntersuchungen durchführen zu lassen (Schmitz & Speck, 2010, S. 221).

Umgekehrt trägt ein regelmäßiges und kontrolliertes Ausdauertraining zur Verbesserung der Herz-Lungen-Funktionsfähigkeit, zur verbesserten Sauerstoffaufnahme und zur Steigerung des Glücksgefühls bei. Von 53 Brustkrebspatientinnen nahmen 25 Probandinnen an einem regelmäßigen Ergometertraining teil. Dreimal pro Woche über insgesamt 15 Wochen trainierten die Probandinnen. Zu Beginn mit 15 Minuten steigerte sich der Trainingsumfang um fünf Minuten alle drei Wochen und die Trainingsintensität, beginnend mit 30 Watt, um jeweils 15 Watt.

Nach 15 Wochen zeigten die sportlich aktiven Teilnehmerinnen einen um 17,4 % höheren Sauerstoffverbrauch in der Spitze im Vergleich zur Ausgangssituation; bei den Inaktiven sank der Sauerstoffverbrauch um 3,4 %. Darüber hinaus fühlten sich die trainierenden Sportlerinnen glücklicher (Courneya, Mackey & Bell et al., 2003, S. 1664-1667).

FAZIT

Eine zielgerichtete, begleitende Kontrolle sowie eine langwierige Nachsorge ist unerlässlich (Youssef & Links, 2005, S. 233). Frühzeitig können so Veränderungen erkannt werden. Allerdings stellt jede Untersuchung nur eine Momentaufnahme dar. Du bist dein erster und bester Kontrolleur. Fühle in dich hinein. Im Zeitverlauf lernst du, kleine Zipperchen als normal zu akzeptieren und bei anhaltenden Problemen die dich behandelnden Mediziner aufzusuchen.

4.4   Kein Training bei Infekten, Schmerzen und anderen Einschränkungen

Bereits für einen gesunden Läufer kann ein Lauftraining mit Fieber und Erkältung zu Herzmuskelentzündungen, Gelenkentzündungen, sogar bis zum Tod führen (Ärzte Zeitung, 2005, S. 4). Erst Recht im Rahmen einer Krebstherapie ist Maßhalten für dich angesagt.

Selbstverständlich darfst du bei Fieber, Schüttelfrost, Erkältungen oder einem zu sehr geschwächten Immunsystem nicht laufen gehen (Dimeo, Thiel & Böning, 1999, S. 1342-1343), so sehr du eventuell danach verlangst. Allerdings spricht nichts gegen einen Spaziergang an der frischen Luft, um deine zeitliche Trainingsroutine beizubehalten (Joung, 2014; Krebsverband Baden Württemberg e. V., 2016, S. 41-42).

Bestehen bereits Herzschädigungen oder andere Erkrankungen, muss vom Laufen ebenfalls abgeraten werden (Hillebrand, 2004, S. 27). Gegebenenfalls sind dann für dich moderatere Sportarten wie das Walken sinnvoller (Krebsverband Baden-Württemberg e. V., 2016, S. 42; Mustian et al., 2012, S. 85).

FAZIT

Nur wenn du unter den Bedingungen der Therapie fit bist, kann dir das Laufen Freude bringen. Bist du unvernünftig und willst zu viel, geht dies zulasten deiner Gesundheit und deines langfristigen Überlebens. Bei gravierenden gesundheitlichen Problemen ist der Laufsport tabu für dich!

4.5   Vorsicht bei Anämie

Die Zytostatika der Chemotherapie, die auch ich erhielt, greifen das Knochenmark an. Infolgedessen wird die Produktion roter Blutkörperchen gestört (Dimeo, 2000, S. 160). Insbesondere das Protein Hämoglobin, das vorwiegend in den roten Blutzellen vorhanden ist, wird gehemmt. Hämoglobin dient dem Sauerstofftransport im Körper zu den Organen. Ein Mangel an roten Blutkörperchen – die sogenannte *Anämie* – führt zu einer reduzierten Transportkapazität des Sauerstoffs im Blut. Unser Herz erhöht seine Frequenz, um die Organe trotzdem mit dem notwendigen Sauerstoff zu versorgen. So geraten wir leichter außer Puste, fühlen uns müde und ausgelaugt (Alliance Healthcare Deutschland AG, 2016).

Da durch die Bestrahlung die Lungenfunktion dauerhaft eingeschränkt wurde, verstärkt sich dieser Effekt noch (Dimeo, 2000, S. 160). Allerdings führt ein regelmäßiges Ausdauertraining, wie das Laufen, zur Minderung dieses Effekts (Dimeo et al., 1999, S. 2273-2274).

Ein normaler Hämoglobinwert[5] für Frauen liegt zwischen 12 g/dl und 16 g/dl, für Männer zwischen 14 g/dl und 18 g/dl. Lebensbedrohlich wird die Anämie bei einem Wert unter 6,5 g/dl (Ärzte Zeitung, 2010, S. 10).

70 deutsche Onkologiepatienten (Diagnosen: Mammakarzinom, Seminom, Bronchialkarzinom, Sarkom) nahmen während einer stationären Rehabilitationsmaßnahme an einer Studie teil. 33 Probanden trainierten täglich 30 Minuten auf einem Ergometer bei 20-40 Watt und einer Trittfrequenz zwischen 40 und 60 Zyklen/Minute. Nach Abschluss der Rehabilitation zeigte sich eine Leistungssteigerung um 30 % gegenüber der Kontrollgruppe. Das Knochenmark regenerierte schneller. Weiterhin benötigten die Studienteilnehmer weniger Schmerzmittel. Dies führen die Autoren auf die Ausschüttung von Endorphinen durch die sportliche Betätigung und eine höhere Schmerzgrenze durch das Radfahren zurück. Vor Beginn der Studie wurde u. a. der Hämoglobinwert bestimmt, um inneren Blutungen vorzubeugen. Auch mit einer Hämoglobinkonzentration von weniger als 9 g/dl erfolgte eine Trainingsteilnahme ohne Komplikationen.

Dimeo et al. (1999) empfehlen explizit Ausdauertraining im aeroben Bereich als integralen Bestandteil der onkologischen Rehabilitation. Hierunter subsumieren die Mediziner Joggen, Laufen, Walken, Schwimmen, Radfahren.

---

5 Der *Hämoglobinwert* wird im Labor durch die Volumenkonzentration im Blut bestimmt, d. h. Gramm (g) je Deziliter Blut (dl).

Allerdings bedeutet das Radfahren eine sehr einseitige Belastung. Infolge der Chemotherapie und mangels Bewegung ist häufig nur wenig Oberschenkelmuskulatur vorhanden, die wiederum beim Radfahren stark beansprucht wird. Die Autoren empfehlen als erste Wahl einen kontrollierten Trainingseinstieg auf dem Laufband über das schnelle Gehen bzw. Walken respektive Joggen. Explizit stellt eine Anämie keinen Hinderungsgrund dar (Dimeo et al., 1999, S. 1340-1345).

Anämie kann weiterhin eine Ursache für die häufigste Nebenwirkung und Langzeitfolge einer Krebstherapie darstellen: die *Fatigue* (siehe hierzu ausführlicher Kap. 3.3, „Regelmäßiger Sport mindert die Fatigue"). Anämie tritt dabei sowohl infolge der Chemotherapie als auch durch die Krebserkrankung selbst ein. Ein häufiges Praxismittel gegen die Anämie stellt die Gabe von rekombinantem EPO (Erythropoietin) dar. EPO ist u. a. ein Wachstumsfaktor für die roten Blutkörperchen, aber bspw. auch an der Immunabwehr beteiligt. Eine weitere Ursache der Fatigue liegt im Bewegungsmangel (Davidson, 1998, S. S5-S9). Wie die Studie von Dimeo et al. (1999) verdeutlichte, ist ein Training auch mit geringen Hämoglobinwerten möglich. Dadurch verbessert sich deine körperliche Leistungsfähigkeit, die Konzentrationsfähigkeit und wiederum die Fatigue wird gemindert. Es kann sich folglich ein positiver „Teufelskreis" entwickeln (Dimeo et al., 1999, S. 1340-1345).

FAZIT

Anämie bedeutet Laufen mit angezogener Handbremse. Gehe es deshalb langsam, aber andauernd und kontinuierlich an. Im Zeitverlauf gewöhnt sich dein Körper an die Belastung. Du spürst die positiven Effekte des Lauftrainings und gewinnst langfristig ein gewisses Niveau zurück, das aber nicht immer deinem ursprünglichen Zustand vor der Therapie gleicht.

4.6 Trainingsergebnis: Es läuft nicht immer nach Trainingsplan!

Schlechte Blutwerte, obwohl ich mich wohl fühlte, stellten das Laufen und meinen neuen Alltag für mich infrage. Über eine Erkältung fluchte ich mehr als zuvor. Doch ich lernte, ausdauernder mit mir und meinem Körper zu werden. Insbesondere warf und werfe ich nicht mehr so schnell alles über den Haufen. Ich entziehe mich mehr und mehr meiner sinnlosen Wut auf mich selbst und den unbekannten Fremden, der doch die Schuld an meiner Erkältung trägt! Damit gewinne ich Lebenszeit und positive Lebenskraft, entziehe mich meiner Ohnmacht gegenüber Aspekten, die ich nicht ändern kann. Ich konzentriere mich auf die Lebensbereiche, die ich aktiv beeinflussen kann und die für mich sinnstiftend sind.

Mittlerweile akzeptiere ich sportlich, privat und beruflich, dass nicht immer alles nach Plan läuft. Hat die Bahn Verspätung, schließe ich die Augen, atme tief durch. Ich lausche dem Vogelgezwitscher, versuche, wahrgenommene Gerüche mit Worten zu assoziieren. Auch kleine Kräftigungsübungen, bspw. der Waden- und Gesäßmuskulatur, können das Warten verkürzen. Im Beruf verplane ich mittlerweile nicht mehr als 50 % meiner Arbeitszeit. Dabei grübele ich nicht der unerledigten Arbeit hinterher. Morgen ist auch noch ein Tag.

Sportlich laufe ich nach wie vor nach Gefühl, mal schneller, mal langsamer, in der Regel den geplanten Laufumfang. Ich genieße das Laufen allein, bei dem ich selbst das Tempo bestimme. Während des Laufens schalte ich zunächst ab, meine Sinne erspüren die Umgebung. Dann widme ich mich gedanklich meinen Problemen, die am Ende des Läufchens nur noch halb so groß erscheinen.

Insbesondere nehme ich nur noch an Wettkämpfen teil, die mir liegen: kleinere Naturläufe ab der Halbmarathondistanz und ohne monatelange Planung und Organisation. Ich zahle lieber die Nachmeldegebühr für einen Lauf als Stornierungskosten für das Hotel, den Zug etc. Auf diese

Weise vermeide ich von vornherein Enttäuschungen und ein Zuviel an Vorfreude. Denn ich lernte ebenfalls: Wiege ich mich zu sehr in Sicherheit, ist der Fall umso tiefer und schmerzlicher. So bleibe ich insgesamt ausgeglichener. Denn das Leben verläuft nicht immer nach Trainingsplan.

Und: Die regelmäßigen Untersuchungen, verbunden mit einer bewussteren Wahrnehmung der Bedürfnisse und Grenzen meines Ichs, geben mir ein Gefühl des Vertrauens in mich zurück.

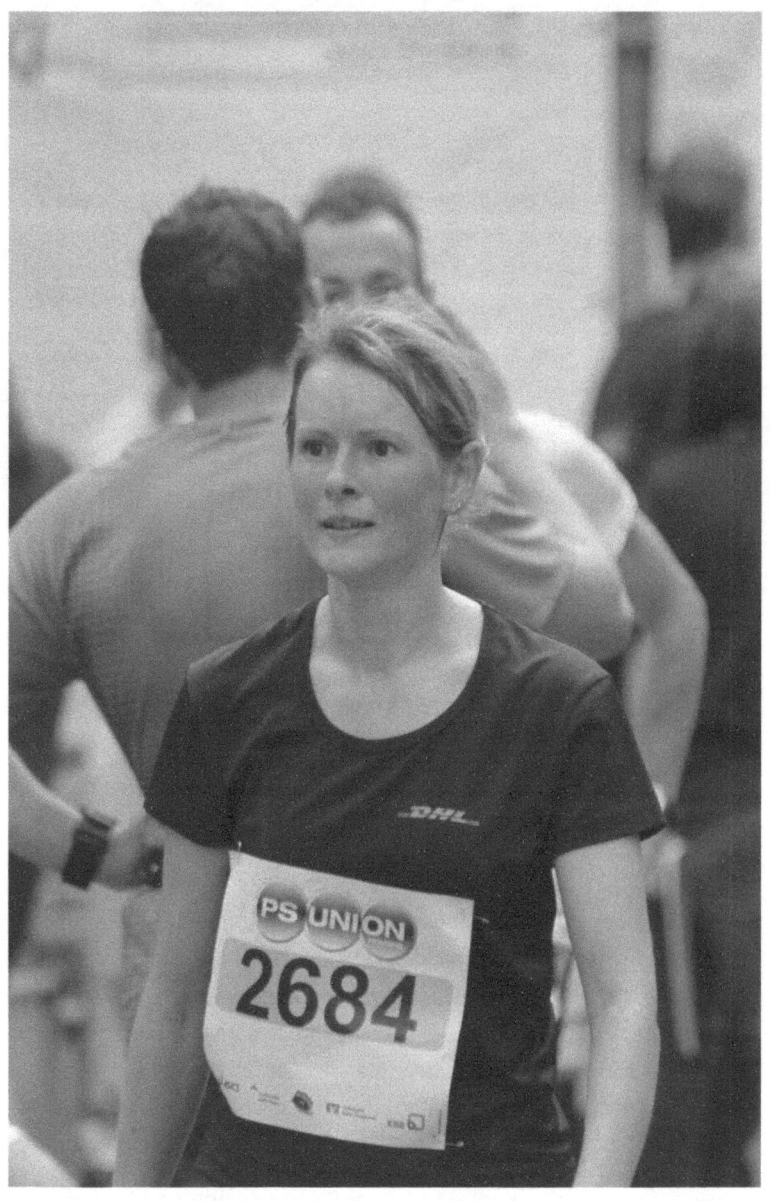

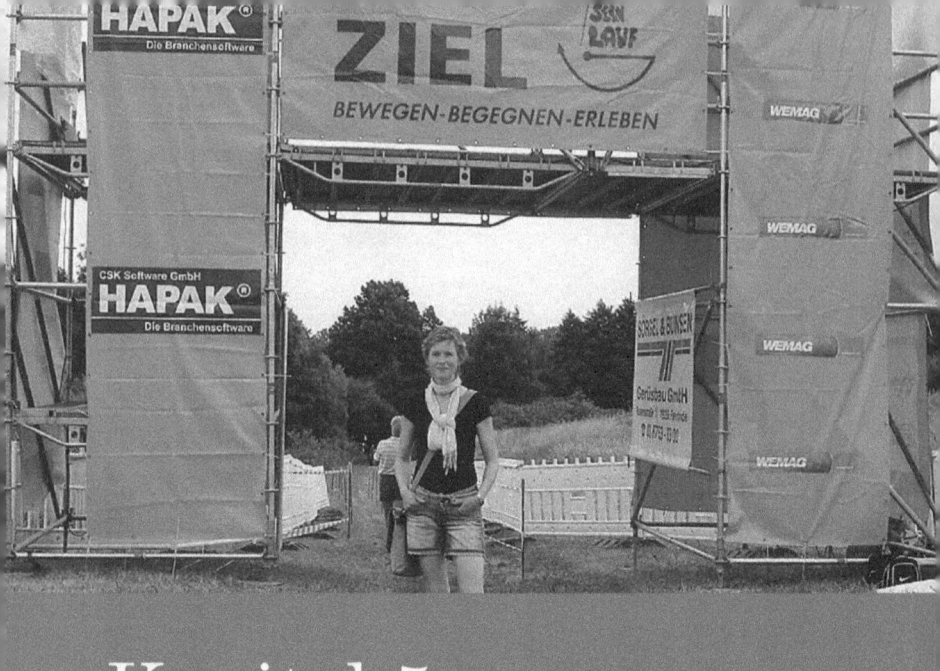

Kapitel 5

5 Umdenken bei Ärzten, Rehaeinrichtungen und Betroffenen

Am 04. Oktober 2011 saß ich der Oberärztin im Brustzentrum der Uniklinik Leipzig gegenüber, die mir die korrekte Diagnose Mammakarzinom bestätigte. Ich suchte nach Orientierungspunkten für ein weiteres Laufen trotz Krebs und während der Therapie. Mich sprach die pragmatische Einstellung meiner Oberärztin an: „Machen Sie alles, was Ihnen guttut. Laufen Sie, nehmen Sie die Mistel oder was auch immer. Verzichten Sie nur nicht auf die Schulmedizin. Ihr Körper zeigt Ihnen die Grenzen auf."

Sie vermittelte mir den Kontakt zu einer Krebspatientin und Läuferin. Immer wieder griff ich unter der Chemotherapie zum Telefon, um einfach diese Handynummer zu wählen. Ich tat es nicht. Letztendlich wollte ich mein eigenes Ding durchziehen. Mich sicherte das Wissen um einen Menschen in greifbarer Nähe ab, der ebenso verrückt war wie ich selbst.

Das Einführungsgespräch zu meiner stationären onkologischen Anschlussheilbehandlung in Plau am See im Juli 2012 war ernüchternd. Das offizielle sportliche Maximum stellte die Walking-Gruppe dar. Die Übungsleiterin – selbst Betroffene von Brustkrebs – teilte mir erst einmal mit, wie gelenkschädigend das Joggen ist und wie ungleich sanfter das Walken. Zugegeben, hatte ich Probleme mit meiner kompletten linken Körperhälfte, den Walking-Stick zu koordinieren und mich kraftvoll abzustoßen. Noch nicht einmal richtig warm, endete das Training nach gut 30 Minuten.

Morgens vor dem offiziellen Beginn um 7:30 Uhr in der Reha schnürte ich meine Laufschuhe und suchte mir meine Laufwege durch den Wald, entlang des Sees und auch mal querfeldein. Je nach Therapieplan quetschte ich meine Laufrunde von ca. einer Stunde bis maximal 90 Minuten zwischen zwei Therapieeinheiten. Nach vier Tagen Laufroutine traf ich einen 74-jährigen, ebenfalls joggenden Onkologiepatienten auf meiner Seelaufrunde. Der erste Kontakt war geknüpft. Weitere drei Tage später gesellte sich eine laufende Brustkrebspatientin zu unserer Runde. Wir verabredeten uns nicht explizit, sondern trafen uns zufällig auf den Strecken, legten einige Kilometer laufend und schwatzend zurück. Zugegeben, sind drei aktive Läufer auf mehrere hundert Patienten nicht viel. Aber immerhin.

Mittlerweile treffe ich bei Laufveranstaltungen immer wieder ehemalige oder in Behandlung befindliche Krebspatienten. Krebs ist in der Mitte unserer Laufgesellschaft angekommen. Trotzdem lassen sich Betroffene von ihrem Lebenslaufweg nicht abbringen. Die positiven Effekte des Laufens auf den eigenen Körper zu spüren, ist Bestätigung und Motivation zugleich.

5.1 Schonen bei Krebs ist ein Auslaufmodell

Noch immer zu wenig unter Krebspatienten und behandelnden Fachärzten in Deutschland sind die positiven Wirkungen eines regelmäßigen Ausdauersports – auch unter der laufenden Krebstherapie – bekannt

(Banzer & Jäger, 2009, S. 79). In Deutschland setzt erst seit gut 15 Jahren ein Umdenken ein (Adamitez, 2014, S. 67). Dabei bildet das Laufen (mehrmals wöchentlich oder täglich) in Kombination mit Kraftübungen (alle zwei Tage) die effektivste Form körperlicher Bewegung (Adamitez, 2014, S. 66, 70).

Mittlerweile unterstützen auch die Krankenkassen und Rentenversicherungsträger sportliche Ambitionen ihrer an Krebs erkrankten Mitglieder. Unter anderem werden die Kosten für eine Vereinsmitgliedschaft mit speziell auf Krebspatienten ausgerichteten Sportgruppen gefördert.[6] Beispielsweise findest du in *Die blauen Ratgeber: Bewegung und Sport bei Krebs* erste Kontaktadressen (Deutsche Krebshilfe, 2017, S. 73-78). Die Broschüre kannst du kostenlos unter: https://www.krebshilfe.de/fileadmin/Downloads/PDFs/Blaue_Ratgeber/048_0077.pdf herunterladen oder im Internet unter https://www.krebshilfe.de/informieren/ueber-krebs/infothek/infomaterial-kategorie/die-blauen-ratgeber/ bestellen (Deutsche Krebshilfe, 2017).

Mittlerweile bildet in Deutschland die Supportivtherapie als ganzheitlicher Ansatz ein Konzept (Münstedt & Künzel, 2003, S. 657), das neben der eigentlichen medizinischen Behandlung, u. a. dem Lindern der Nebenwirkungen der Krebstherapie, den Gesprächen mit Fachärzten, viel Zeit für den Patienten beinhaltet und auch die sportlichen Aktivitäten einbindet (Wiskemann & Steindorf, 2014, S. 22-23). Krebspatienten werden physisch und psychisch gestärkt. Der Krankheitsverlauf kann positiv beeinflusst werden, die Sterberate sinkt (Meißner, 2014, S. 13; Ibrahim & Al-Homaidh, 2011, S. 761-763).

---

[6] Musterantrag unter: http://www.vbrs-mv.de/de/rehasport/Aerzte.php, Zugriff am: 15. Dezember 2017 (Verband für Behinderten- und Rehabilitationssport M-V e. V., 2017) oder unter Deutsche Rentenversicherung Bund (2015): http://www.deutsche-rentenversicherung.de/Allgemein/de/Inhalt/5_Services/04_formulare_und_antraege/_pdf/G0850.html, Zugriff am 04. April 2016 (Deutsche Rentenversicherung Bund, 2015).

Studien belegen, dass die Patienten leidensfähiger werden (Mustian et al., 2007, S. 54-55; Courneya, 2003, S. 1850). Ein Zuviel an Schonung führt in eine Abwärtsspirale. Ohne körperliche Herausforderungen wirst du insgesamt kraftloser. Deine Muskelmasse nimmt ab. Du fühlst dich schneller schlapp, bist anfälliger für Krankheiten und die Nebenwirkungen der Therapien (Ness, Wall & Oakes et al., 2006, S. 203-205).

In einer aktuellen Studie belegen Zimmer, Borowik und Bloch et al. (2015) die Durchführbarkeit eines intensiven Krafttrainings an 31 Krebspatienten. 14 Probanden (Untersuchungsgruppe) trainierten nach einem Muskelaufbautraining über acht Wochen weitere acht Wochen mit deutlich höheren Gewichten, während 17 Studienteilnehmer (Kontrollgruppe) über 16 Wochen mit den gleichen Gewichten trainierten. Die Ergebnisse zeigen nicht nur eine deutlich stärkere Muskelzunahme in der Untersuchungsgruppe, sondern bestätigen vornehmlich die Durchführbarkeit höherer Belastungen für Krebspatienten (Zimmer, Borowik & Bloch et al., 2015, S. 70).

Dies kann ich für mich ebenfalls bestätigen. Indem ich durch das Laufen mein Leben aktiv beeinflussen kann, verkrafte ich körperliche und auch seelische Begleiterscheinungen der Therapie leichter. Momentan bin ich nicht unmittelbar vom Tod bedroht. Doch die Ohnmacht eines unerfüllbaren Kinderwunsches treibt mich in depressiven Phasen auf die Laufstrecke. Ich renne mir meinen Schmerz und meine Tränen, meine Wut und meine Verzweiflung aus dem Leib, bis ich genug frische Luft durch meinen Körper wehen lasse, um auch gedanklich loszulassen.

Davies et al. (2011) analysierten 43 einschlägige internationale Studien u. a. zum Einfluss der sportlichen Aktivität während und nach einer Krebserkrankung. Ein regelmäßiges Sportprogramm, bspw. Laufen, in Kombination mit einer Ernährungsumstellung, führt zu einer nachhaltigen Gewichtsreduktion. Damit wird ein zentraler Risikofaktor für ein Rezidiv sowie das Fortschreiten einer Krebserkrankung nachweisbar reduziert.

Die Herausforderung besteht in einer grundsätzlichen Umstellung des gesamten Lebens, wobei Sport und Ernährung zentrale Bausteine bilden.

Diese wiederum verändern den Tagesablauf hin zu mehr Bewegung, mehr Schlaf, weniger Alkohol und Fast Food, weniger Partys und einem veränderten sozialen Umfeld. Betroffene benötigen jedoch häufig langfristige fachlich-medizinische Unterstützung, um den neuen Lebensstil beizubehalten (Davies et al., 2011, S. S67-S68).

War ich schon früher nicht unbedingt die Partymaus, gehörte ich doch zu den Menschen, die aus ihrem 24-Stunden-Tag gefühlte 36 Stunden herausholten. Im Job lebte ich voll auf. Als Führungskraft ging ich dort hin, wo es wehtat, stellte mich jedem Machtkampf offensiv. Mittagspause – wozu? Nebenher am Schreibtisch aß ich ein Brötchen, Schoki etc. Verließ ich tatsächlich einmal vor 17 Uhr das Büro, fühlte ich mich seltsam „außen vor".

Regelmäßiges Lauftraining zog ich immer durch, nach 21 Uhr, ohne Essen, mit noch weniger Schlaf. In den Endzügen meiner Promotion hing ich nach dem Lauftraining noch bis halb zwei in der Nacht die Fertigstellung meiner Doktorarbeit an, um morgens um 6 Uhr wieder in den Tag zu starten. Selbstverständlich verlangte ich von mir den perfekt geführten Haushalt, sodass ich zum Leidwesen der Nachbarn auch mal in der Nacht den Staubsauger betätigte.

Ich war diszipliniert, wie es eine gute Sportlerin in alle Lebensbereiche überträgt. Dies ging nicht ewig gut. Heute stehe ich noch immer kurz vor 6 Uhr auf, frühstücke aber in Ruhe, gehe eine Runde laufen oder schwimmen, danach ins Büro. Die Mittagspause genieße ich am liebsten allein in der freien Natur oder in einer ruhigen Ecke eines Bistros. Anschließend nehme ich meine Arzttermine wahr oder arbeite an einem Buchprojekt. Gegen 18:30 Uhr komme ich nach Hause. Entweder bereiten mein Mann und ich das Abendessen vor und erledigen den Haushalt oder wir gehen spazieren, telefonieren mit Freunden, setzen uns gemeinsam zusammen und reden. Um 22:30 Uhr lösche ich spätestens das Licht.

Alles geht langsamer, geordneter, strukturierter. Ich verteile mir meine Kräfte gut über den Tagesablauf, weiß um meine Schonzeiten und wann ich mich fordern kann. Mein neuer Lebensstil ist langsamer, nachhaltiger, gelassener, vielleicht auch langweiliger und planbarer. Ich bin wieder mehr Frau über meine Lebenszeit und meinen Körper.

> ## FAZIT
>
> Schonen bei einer Krebserkrankung gehört der Vergangenheit an. Sportliche Aktivitäten, wie das Laufen in Kombination mit Kräftigung und Anti-Stress-Programmen, lassen dich zäher werden, bewusster leben. Du beeinflusst deinen Krankheitsverlauf aktiv positiv. Dabei bleibst du von Geräten, Öffnungszeiten, Trainingspartnern und großen finanziellen Investitionen unabhängig.

5.2   Sport und Immunsystem

Sport trainiert das Immunsystem auch während und nach einer Krebstherapie. Allerdings kann ein Zuviel an Intensität und Laufumfängen das Immunsystem schwächen, dem Körper langfristig schaden. Es ist entscheidend, die richtige Balance zu finden (Dimeo, 2011b, S. 230).

So empfiehlt zum Beispiel Fernando Dimeo (2011a) von der Charité Berlin, Bereich Sportmedizin, ein tägliches, moderates Ausdauertraining, kombiniert mit 2-3 Einheiten Krafttraining pro Woche. Das jeweilige Training sollte im Umfang von 30-40 Minuten in Abhängigkeit von der individuellen Situation des betroffenen Krebspatienten geplant und fachlich begleitet werden. Eine längere Trainingsdauer, insbesondere unter der Akuttherapie und bei bisher geringer sportlicher Betätigung, hält Dimeo mit den Erfahrungen in der Zusammenarbeit mit Patienten für weniger wirksam (Dimeo, 2011a, S. 32).

Zimmer, Baumann und Bloch et al. (2016) untersuchten die Auswirkungen einer Halbmarathonteilnahme auf das Immunsystem ehemaliger Brustkrebspatientinnen. Die Funktionsfähigkeit des Immunsystems wurde auf Basis der Granulozyten (grobkörnige weiße Blutkörperchen), der Monozyten (größte weiße Blutkörperchen), der Lymphozyten und des Zytokin-Serumspiegels untersucht (Zimmer, Baumann & Bloch et al., 2016, S. 153-156).

Dabei regulieren Zytokine das Immunsystem, steuern bspw. auch die Zellteilung und das Zellwachstum. Weiterhin sind die Zytokine u. a. an der Bildung der T-Zellen, bspw. der T-Helferzellen, aus der Thymusdrüse („T" steht für Thymus), und der Makrophagenproduktion in der Milz beteiligt. T-Zellen unterteilen sich u. a. in T-Helferzellen, T-Killerzellen und naive Zellen. T-Zellen und Makrophagen wiederum bekämpfen entartete Zellen, aus denen Krebszellen entstehen können (Empfehlung des Robert-Koch-Instituts, 2004, S. 73).

Neun ehemals von Krebs betroffenen Teilnehmerinnen und neun gesunden Teilnehmerinnen eines Halbmarathons wurden vor, unmittelbar nach dem Zieleinlauf sowie 24 Stunden nach dem Lauf Blutproben entnommen. Blutanalysen vor dem Lauf zeigten ein deutlich geschwächtes Immunsystem der ehemaligen Krebspatientinnen, deren Behandlung durchschnittlich 2,4 Jahre zurücklag. Die Laufteilnahme belastete das Immunsystem der Teilnehmerinnen beider Gruppen, wie die Blutproben nach dem Zieleinlauf und 24 Stunden später ergaben. Das Immunsystem der Teilnehmerinnen beider Gruppe erholte sich ähnlich gut. Der Lauf regte die Produktion von T-Helferzellen an.

Allerdings verfügten die ehemaligen Krebspatientinnen, im Gegensatz zu den gesunden Studienteilnehmern, über einen geringeren Anteil von T-Helferzellen und naiven (noch nicht aktivierten)[7] T-Zellen unmittelbar nach dem Lauf und 24 Stunden später. Direkt nach dem Zieleinlauf sank der Anteil der T-Zellen im Blut der ehemaligen Patientinnen deutlich ab. Sie erholten sich innerhalb von 24 Stunden nach dem Lauf auf das Ausgangsniveau.

---

7 *Naive T-Zellen* entstehen in der Thymusdrüse und wandern zwischen den lymphatischen Organen und den Blutgefäßen. Erst durch den Kontakt mit einem Antigen und weiteren Rezeptoren wird die naive T-Zelle aktiviert, um als Teil der Immunabwehr zu arbeiten.

Gleichzeitig vermehrte sich der Anteil der zytotoxischen T-Zellen (sogenannte *Killerzellen*) im Blut der ehemaligen Mammakarzinompatientin-
nen (Zimmer et al., 2016, S. 155-157). Diese Killerzellen bekämpfen entartete Körperzellen. Darüber hinaus stieg der Anteil der T-Gedächtniszellen
ebenfalls im Blut der Krebspatientinnen an. Die T-Gedächtniszellen fun-
gieren als Erinnerung des Immunsystems und lösen durch Erfahrungswer-
te der Vergangenheit die Arbeit der T-Helferzellen aus (Michalek & Rathmell, 2010, S. 190-199).

Zimmer et al. (2016) zeigen mit ihrer Studie, dass auch ehemalige
Krebspatientinnen erfolgreich einen Halbmarathon mitlaufen können, ihr
Immunsystem davon profitieren kann. Insbesondere die Gruppe der T-Zellen wird zu einer steigenden Produktion angeregt. Die T-Zellen reagieren
auf Entzündungen – bedingt durch den Halbmarathon – im Körper und
leisten Reparaturprozesse. Allerdings verdeutlicht die Studie ebenfalls,
dass die Langzeitfolgen der Krebsbehandlung das Immunsystem der Be-
handelten weiterhin belasten. Selbst wenn sich diese subjektiv fit fühlen,
bleiben ihre Körper und Zellen langfristig geschädigt (Zimmer et al., 2016,
S. 155-157).

Weiterhin beweist die Studie von Zimmer et al. (2016), dass eine sportliche
Extrembelastung, wie die Teilnahme an einem Halbmarathon, das Immunsystem insbesondere von ehemaligen Krebspatientinnen aus dem Gleichgewicht bringen kann. U. a. auch Mohseni et al. (2011) verweisen auf die
Stressbelastung für den gesamten Stoffwechsel nach einem Marathon
bzw. Halbmarathon (Mohseni, Silvers & McNeill et al., 2011, S. 147-150).

Eine außerordentliche sportliche Belastung stresst das Immunsystem von
Gesunden und Kranken. Doch (ehemalige) Krebspatienten sind aufgrund
ihres geschwächten Immunsystems anfälliger (Fairey, Courneya & Field et
al., 2002, S. 540, 542; Ballard-Barbash, Friedenreich & Courneya et al.,
2012, S. 836, 838). Weitere Studien sind erforderlich (Ballard-Barbash et
al., 2012, S. 838; Baumann et al., 2015, S. 1460).

Demgegenüber belegt das Extrembeispiel einer 39-jährigen Frau mit
Hodgkin-Lymphom, dass eine erfolgreiche Marathonteilnahme während

der Chemotherapie in Frankfurt am Main in 2008 möglich war. Sie erreichte in 4:37:39 h das Ziel. Allerdings verweisen die Autoren dieser Studie explizit darauf, dass die individuelle Situation der Krebsbetroffenen entscheidend ist und ohne fachlich-professionelle Begleitung keine Nachahmung empfohlen wird (Bernhörster, Rosenhagen & Vogt et al., 2011, S. 260).

FAZIT

Viel hilft nicht immer viel. Ein gesundes Maß ist entscheidend. Suche dir professionelle Unterstützung im Aufbau und in der Begleitung deines langfristigen Sportprogramms, um gesundheitliche Schäden zu vermeiden.

5.3 Die Intensität und der Umfang sind entscheidend

Wichtig ist, sich überhaupt sportlich zu betätigen. Wähle dir eine Sportart, die wirklich zu deinen Neigungen, deinem Alltag und deinem Lebensrhythmus passt. Andernfalls machst du dir nur etwas vor, quälst dich und bleibst langfristig nicht dabei.

Krankengymnastik kann nur ein Einstieg sein. Langfristig bewährt sich eine Kombination aus Ausdauersport und Kräftigungsübungen. Neben dem Laufen, Schwimmen oder Radfahren solltest du deshalb auch Muskeln gezielt aufbauen. Dies beugt nicht nur dem Verletzungsrisiko vor, sondern über deine Muskelmasse wird die zugeführte Nahrung schneller verstoffwechselt. Du beugst langfristig Übergewicht vor und baust möglicherweise krebserregende Stoffe schneller ab (Coleman, Coon & Hall-Barrow et al., 2003, S. 415; Hvid, Lindegaard & Winding et al., 2016, S. 170-173; Brinkworth, Luscombe-Marsh & Thompson et al., 2016, S. 393-394). Zudem trittst du aktiv depressiven Phasen entgegen (Humpel & Iverson, 2007, S. 7; Coleman et al., 2003, S. 415; Dimeo et al., 1999, S. 2276).

Die aktuelle Studienlage empfiehlt unterschiedliche Umfänge und Einheiten. Eine Einheit für die Messung der Stoffwechselaktivität ist die *Metabolic Equivalent Task* (MET). 1 MET entspricht dem Verbrauch von 1 Kilokalorie je Kilogramm Körpergewicht pro Stunde. Eine Stunde Laufen steht für circa 7 MET, abhängig von Körpergewicht, Lauftempo und Laufstrecke.[8]

Beispielsweise empfiehlt die Deutsche Krebshilfe mindestens dreimal 60 Minuten oder 5-6-mal 30 Minuten Ausdauersport pro Woche, ergänzt um Kräftigungs- und Koordinationstraining (Deutsche Krebshilfe, 2017, S. 18). Vergleichbare Empfehlungen sprechen ebenfalls Lemanne et al. (2011) oder auch Davies et al. (2010) im Rahmen der Metaanalyse von 43 einschlägigen Studien aus (Lemanne et al., 2013, S. 580-585; Davies et al., 2011, S. S68).

Der World Cancer Research Fund empfiehlt eine tägliche, mindestens einstündige körperliche moderate Aktivität bzw. ein 30-minütiges intensives tägliches Training, um die Lebensqualität zu erhalten und die Überlebenszeit trotz Krebs zu verlängern (World Cancer Research Fund/American Institute for Cancer Research, 2007, S. XVII, 199, 377-378).

Dabei zeigt ein intensives Training bei 71-95 % der Herzfrequenz, beispielsweise eine Stunde Laufen mit einem Sechserschnitt, den größten positiven Effekt im Vergleich zu einer Stunde Walken mit 30-51 % der maximalen Herzfrequenz (Lemanne et al., 2013, S. 580-585).

Je mehr Sport du treibst, desto größer ist der Effekt (Irwin, McTiernan & Bernstein et al., 2004, S.1489-1491). Allerdings solltest du nicht in

---

8 Adamitez, 2014, S. 64-65. Das MET wird auch als der Sauerstoffverbrauch eines Menschen im Vergleich zu seinem Ruheumsatz gemessen. Nach Ainsworth, Haskell und Whitt et al. (2000) entspricht der Ruheumsatz bei Männern 3,5 ml Sauerstoffumsatz je kg Körpergewicht pro Minute. Für Frauen liegt dieser Wert bei 3,15 ml Sauerstoffumsatz je kg Körpergewicht pro Minute. Sowohl der Kalorienverbrauch als auch der Sauerstoffumsatz bei Aktivitäten hängt vom Körpergewicht, der Aktivität und individuellen Faktoren ab. So bildet das MET lediglich einen Durchschnittswert ab (Ainsworth, Haskell & Whitt et al., 2000, S. S498-S504).

eine Suchtfalle laufen oder zusätzlichen Stress aufbauen (ausführlicher Kap. 6.5, „Trainingsergebnis: Doppelt so viel").

Trotz der positiv erlebten Effekte einer regelmäßigen sportlichen Betätigung während und unmittelbar nach der Krebstherapie bleiben Betroffene nicht dabei. Hefferon et al. (2013) befragten 83 ehemalige Brustkrebspatientinnen fünf Jahre nach der Diagnose zu deren Sportprogramm. Insgesamt ging die sportliche Aktivität zurück. Eine Minderheit von vier Befragten gab keine Hinderungsgründe an. 41 Studienteilnehmerinnen blieben jedoch weiterhin auf hohem Level aktiv, indem sich diese Gruppe Sportarten suchte, die sie unabhängig von Trainingspartnern, Übungsgeräten und Öffnungszeiten ausüben konnten. D. h., sportliche Interventionsmaßnahmen sollten so gewählt werden, dass die Betroffenen diese autonom ausüben können (Hefferon et al., 2013, S. 846).

Folgende Barrieren identifizierte die Studie (Hefferon et al., 2013, S. 847-851):

- psychologische Barrieren, bspw. die Überwindung des inneren Schweinehunds;

- physiologische Barrieren, bspw. Fatigue, Übergewicht, Langzeitfolgen der Krebsbehandlung;

- Umweltfaktoren, bspw. der Arbeitsalltag, Witterungsbedingungen, klassisches Rollenverständnis in der Haushaltsführung, kein Zugang zu sportlichen Einrichtungen, Sicherheit bei Outdooraktivitäten.

Krebspatienten benötigen eine kontinuierliche professionelle Unterstützung des Sportprogramms. Die Studie offenbart insbesondere langfristige Motivationsprobleme, die Anforderungen des Arbeitsalltags, verbunden mit der Angst vor einem Arbeitsplatzverlust und die Notwendigkeit, flexible Aktivitäten an der frischen Luft zu fördern (Hefferon et al., 2013, S. 852-854).

Hierbei bietet das Laufen wiederum den idealen Sportpartner. Lege dir deine Sportsachen neben die Wohnungstür. Wenn du nach der Arbeit nach Hause kommst, ziehst du dich, ohne nachzudenken, um. Laufe los. Dies kann auch ein beleuchteter Weg am Abend, verbunden mit einer kleinen Laufrunde, sein. Bewege dich lieber 20 Minuten bei Regen an der frischen Luft, als die Zeit vor dem Fernseher oder auf dem Sofa abzuhängen.

Kartolo, Cheng und Petrella (2016) befragten in einer aktuellen Studie 60 Patienten mit metastasiertem inoperablen Lungenkrebs zu ihren Motivationen für körperliche Ertüchtigungen. Die meisten Betroffenen bevorzugten sportliche Aktivitäten allein zu Hause, wobei Walking mit 80 % die beliebteste Sportart war. 34 % fühlten sich durch wechselnde sportliche Aktivitäten angesprochen. Folgende Faktoren reizten die Patienten:

- Minderung der Fatigue (83 %),

- Verbesserung der körperlichen Kraft (77 %),

- Verbesserung der Lebensqualität (76 %),

- gesteigertes Energielevel (76 %),

- Flexibilität (74 %),

- Erleichterungen im Alltag (70 %),

- Kardiofitness (66 %),

- allgemeines Wohlbefinden (59 %).

Gewichtsreduktion, Selbstkontrolle und gesteigertes Selbstvertrauen stellten dagegen für die Studienteilnehmer keine erstrebenswerten Ziele dar. Die Motivation steigerte ein abwechslungsreiches Training, nahe am Wohnort, zu flexiblen Zeiten. Einem Training entgegen standen ein langer Anfahrtsweg, schlechtes Wetter und körperliche Einschränkungen. Die Studie verdeutlicht, wie individuell die Bedürfnisse und Ziele der Patienten sind. Therapeuten und Ärzte sind dazu aufgefordert, sie direkt abzuholen (Kartolo, Cheng & Petrella, 2016, S. 132).

FAZIT

Für einen langfristigen positiven Effekt musst du deinen inneren Schweinehund für zwei Monate regelmäßig überwinden. Danach verlangt dein Körper von selbst nach Bewegung. Und dein Körper stellt deinen besten Berater dar. Überliste dich selbst, indem du dir die Laufsachen bereits neben die Wohnungstür legst, vorab dem Partner von deinem Plan berichtest, dir das berauschende Gefühl unter der Dusche nach dem Lauf vor Augen führst, dir einen Saunagang als Belohnung gönnst, die Komplimente deines Umfeldes zu deiner Figur ins Gedächtnis rufst.

5.4   Trainingsergebnis: Vorsicht: Sport kann dich verändern

Durch das Laufen während der Chemotherapie und Bestrahlung wurde ich noch härter und disziplinierter mit mir selbst. Der Erfolg gab mir recht. Ich blieb am Ball.

Diese Geradlinigkeit veränderte mich innerlich und äußerlich. Mehr und mehr sah ich den Sport, insbesondere das Laufen, als lebensnotwendige Pflichtaufgabe, weniger als Zeit für meinen Körper, meine Seele, einfach Raum für mich. Zwischenzeitlich verlor ich den Spaß am Laufen. Mein Lächeln wich einem verbissenen Gesicht. Rücksichtslos erkämpfte ich mir meine tägliche Trainingseinheit. Ich übersah dabei Partner, Familie, Freunde, mein soziales Umfeld, letztendlich mich.

Das intensive Training veränderte mich ebenfalls körperlich. Die Gesichtszüge wurden hagerer, ich bekam regelrecht Muskeln an den Oberarmen, einen wohldefinierten Bauch und selbstverständlich kräftige Waden.

Mit dem Wiederaufsprießen der Haare grub sich allmählich eine steile Falte zwischen meine Augenbrauen. Meine Härte und Rigorosität mir selbst gegenüber erwartete ich ebenfalls von meinem Umfeld.

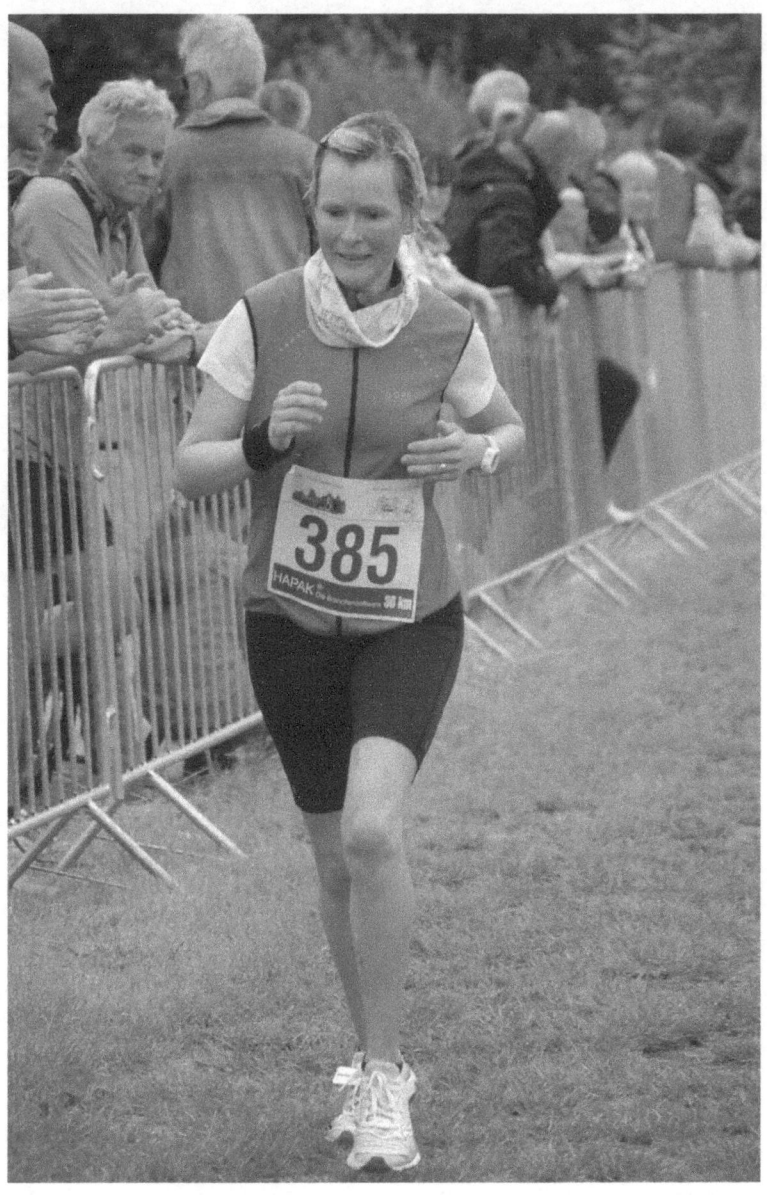

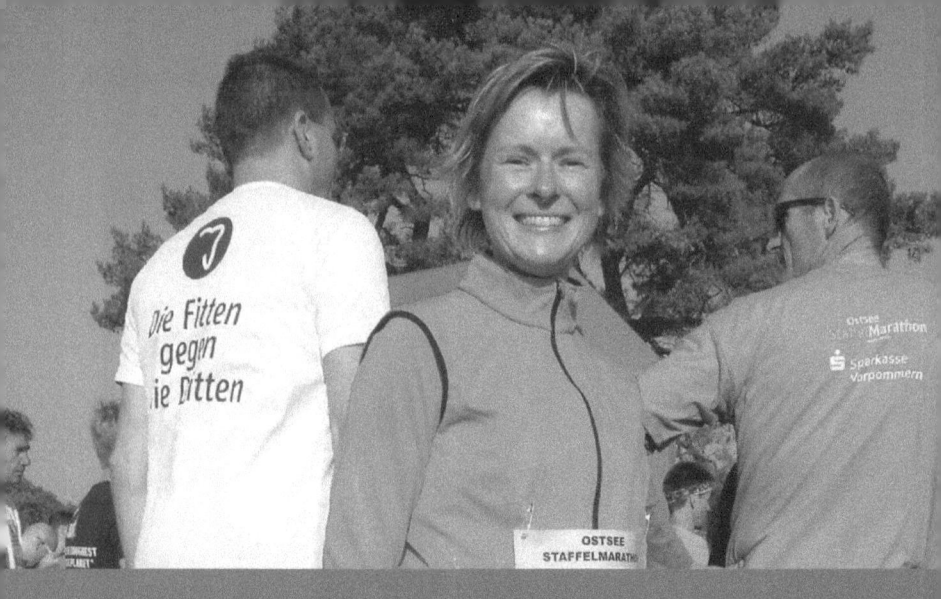

Kapitel 6

6 Jeden Stein umdrehen

Während meiner letzten Chemositzung am 07. Februar 2012 nahm eine Patientin neben mir Platz. Sechs Monate nach dem Ende ihrer erfolgreich geglaubten Akuttherapie war der Krebs wieder da. Dies sollte, würde mir nie passieren. Damit konnte ich nicht umgehen.

Ich schluckte. Alles in meinem Einflussbereich Stehende würde ich umsetzen, um zu leben. Nie wieder Krebs. Doch was bedeutete dies für meinen neuen Alltag, mein Leben „danach"?

6.1 Zurück auf normal!?

Ich suchte zwanghaft nach Optimierungsmöglichkeiten in meinem Leben. Irgendetwas hatte ich falsch gemacht, sonst wäre der Krebs nicht gekommen. Ich las in Foren, in Büchern, diskutierte mit meinen Ärzten. Ein befreundeter Läufer vermittelte mir einen Kontakt zu einem ehemaligen Leistungssportler und passionierten Freizeitläufer, der bereits zweimal den Krebs überwunden hatte. Wir trafen uns auf einen Kaffee und anschließend noch einige Male. Ich nahm ihn ernst, da er sowohl die sportliche als auch die gesundheitliche und soziale Seite ohne ausschweifende Erklärungen nachvollziehen konnte.

Mich faszinierte seine Absolutheit und seine Disziplin, mit der er konsequent sein Leben verändert hatte: Karriereauszeit, Ernährungsumstellung, Meditation, Akupunktur, persönlicher Coach, Trennung von Frau und Kind, keine sportlichen Wettkämpfe mehr. Er lebte bereits seit 10 Jahren mit der Erkrankung, konnte diese immer wieder erfolgreich niederringen. Seine Disziplin und Absolutheit bezog er aus dem Sport. Wenn er dies geschafft hatte, würde ich dies auch hinbekommen. So begann ich, nach und nach jeden Stein meines Lebens- und Sportalltags zu hinterfragen.

Mein Streben nach dem absolut richtigen Leben brachte ich dabei in Einklang mit meiner fast alten Normalität. Zunächst nahm ich im Beruf Tempo heraus. Nach der Anschlussheilbehandlung reduzierte ich meine Arbeitszeit befristet auf 80 %, um, ja, warum weiß ich selbst nicht mehr so genau. Tatsächlich arbeitete ich weiterhin voll. Allmählich sammelten sich die Überstunden an. Meine Arzttermine arbeitete ich heraus. Die vorgenommenen Mittagspausen reduzierte ich auf 2-3 tatsächliche Pausen pro Woche.

Mein läuferisches Training dehnte ich auf vier Tage pro Woche aus: Dienstag, Mittwoch und Freitag jeweils in den Morgenstunden zwischen 7 und 9 Uhr reservierte ich Laufzeit für mich. Am Sonntag kam noch ein langer Lauf hinzu. Darüber hinaus ging ich montags und meist auch donnerstags am Abend zum Kurs (Bauch-Beine-Po, Step-Aerobic, Rückengymnastik). Insgeheim setzte ich mir den Leipzig-Marathon im April 2013 zum Ziel. Bis zu diesem Zeitpunkt wäre meine Herceptin®-Behandlung ebenfalls ausgelaufen, und dieses unausgesprochene Ziel trieb mich an.

Mein tägliches Programm ließ mich meist nicht vor 20:30 Uhr/21:00 Uhr zu Hause ankommen. Mit Partnerschaft, Haushalt und der Pflege sozialer Kontakte – ja, die gab und gibt es – war ich meist erst kurz vor Mitternacht im Bett. Morgens um 6 Uhr klingelte der Wecker erneut. Auch wenn der ganze Körper noch vom Kurs des Vorabends schmerzte oder die Muskeln vom Tempotraining rebellierten, ich mich müde und ausgebrannt fühlte, gönnte ich mir keine Ruhepause. Morgendliches Lauftraining stand auf dem Programm. In mir hatte sich die panische Angst verfestigt, dass nur eine Abweichung von der Laufroutine dem Krebs wieder einen Angriffspunkt geben konnte.

Ich spürte selbst, wie ich mich in einem Teufelskreis bewegte, der mir nach und nach die Lebensfreude nahm. Meine körperliche Erschöpfung schob ich auf die Krebserkrankung. Die Therapie musste ja ihre Spuren hinterlassen haben. Mit dem Auslaufen von Herceptin® und dem zeitlichen Überleben würde mein Körper seine alte Kraft zurückerlangen. Unüberlegt betrieb ich Raubbau an meinem Körper und meiner Seele.

Aus meinem Umfeld erhielt ich gut gemeinte Anregungen. Die Krankheit war stressbedingt, ein Aufschrei meiner Seele, eine zerrüttete Beziehung zu meiner Mutter ... Vor allem sollte ich mich schonen und bloß nicht mehr so viel Sport treiben. Jeder dieser Hinweise stachelte mich nur noch mehr an. Insbesondere das Thema Stress als Erkrankungsursache wehrte ich vehement als lächerlich ab. Letztendlich belegten doch aktuelle Studien, dass es die „Krebspersönlichkeit" nicht gibt (Scholz, 2012, S. 17; Schwarz, 2004, S. 205).

Allerdings weisen Studien durchaus einen Zusammenhang zwischen lang anhaltender psychischer Belastung und dem Auftreten einer Krebserkrankung nach (Dahl, 2010, S. 691). Insbesondere ein starkes inneres Verpflichtungsgefühl, zum Beispiel gegenüber der Arbeit, der Familie oder dem eigenen Körper, machte Frauen in einer finnischen Studie anfälliger für Brustkrebs.

115 Frauen mit Symptomen auf Brustkrebs wurden vor der eigentlichen Diagnosestellung im Rahmen einer Studie zu ihrem Pflichtgefühl interviewt. Nach der Befragung erfolgte die eigentliche Untersuchung.

Bei 34 Studienteilnehmern wurde ein Mammakarzinom diagnostiziert, 53 hatten gutartige Tumore und 28 waren gesund. Die 34 Betroffenen gaben zuvor ein starkes Verpflichtungsgefühl gegenüber dem Job, dem Partner, dem eigenen Körper an. Wiederum dieses starke Engagement versetzt Körper und Geist unter dauerhaften Stress, kann das Immunsystem schwächen und den Hormonhaushalt stören. Damit bestehen gute Angriffsmöglichkeiten für Krebs (Esekelinen & Ollonen, 2011, S. 4015-4016).

Hingegen eine positive Lebenseinstellung, verbunden mit einem Vertrauen in die Zukunft und einer sinnvollen Tätigkeit, stärkt deine Psyche und Physis. Damit kannst du die Wahrscheinlichkeit der Entstehung einer Krebserkrankung reduzieren, beeinflusst aber auch positiv deren Verlauf (Avvenuti, Baiardini & Giardini, 2016, S. 3-5).

In der Anschlussheilbehandlung kam ich erstmals aktiv in Kontakt mit der *progressiven Muskelrelaxation* (PMR) nach Jacobson (Cheung, Molassiotis & Chang, 2003, S. 259-262; Jacobson, 1977, S. 119-123). Kannte ich bereits Dehnungsübungen aus diversen Fitnesskursen, holte mich diese Entspannungstechnik von meiner ICE-Wolke herunter. Erstmals seit Jahren spürte ich eine innere Schwerelosigkeit während der 20-minütigen Übungen. Eine Mischung aus bewusster Anspannung und Entspannung einzelner Muskelgruppen in Kombination mit der Atmung hielt mein Gedankenkarussell an.

Anschließend fühlte ich mich frischer und freier. Mithilfe einer CD versuchte ich, in den ersten Wochen nach der Rehamaßnahme zu Hause, weiterhin am Ball zu bleiben. Doch schnell stellte ich das Thema der inneren Ruhe hintan. Laufen, Job, Arzttermine, Partner, Geburtstage, zu bezahlende Rechnungen, Spülmaschine zogen in der Priorität vorbei. Ich nahm mir vor, nach dem Leipzig-Marathon 2013 das Thema aktive Erholung/Entspannung anzugehen.

Momentan hatte ich für das Durchatmen keine Zeit. Für meine Motivation zur Veränderung meiner verschiedenen Lebensbereiche benötigte ich kurzfristige und schnell sichtbare Erfolge. Damit setzte ich mich selbst unter Druck und folgte bekannten Mustern: Eine spürbare Verbesserung ergab sich nach meiner Logik damit zwangsläufig und musste nicht weiter gewürdigt werden. Nur wenn es nicht nach meinen Plan lief, wurde ich unruhig.

Die Krebserfahrung beeinflusst dein zukünftiges Handeln, Entscheiden und (Er-)Leben in der Folge. Nach dem Schock der Krebsdiagnose verfällst du unter Umständen in ein Übermaß an sportlicher Aktivität, eine Ernährungsumstellung, das gesamte Ausrichten deines Alltags im Dienste deiner Gesundheit. Irgendwann kannst du aber an den Punkt kommen, an dem dir alles zu viel wird. Du suchst wieder nach einem normalen Maß für dich.

Erstmals in einer US-amerikanischen Studie begleiteten Emery et al. (2009) 227 Brustkrebspatientinnen über fünf Jahre nach der Diagnosestellung und befragten diese regelmäßig zu ihren sportlichen Aktivitäten. Innerhalb des ersten Jahres bis zu 18 Monaten hin waren die Betroffenen sportlich sehr aktiv mit mindestens 150 Minuten pro Woche. Danach sank die Motivation im dritten und vierten Jahr allmählich ab, teilweise sogar unter das empfohlene Maß von 150 Minuten pro Woche. Neben Begleiterscheinungen der Erkrankung, der Fatigue und depressiven Phasen spielte vor allem die soziale Unterstützung aus dem Lebensumfeld eine zentrale Rolle, ob die Betroffenen weiterhin sportlich aktiv waren. Eine positiv empfundene Lebensqualität beeinflusste die Freizeitgestaltung und die Trainingsroutinen der Betroffenen. Wiederum fühlten sich die körperlich Aktiven wohler in ihrer Haut und in ihrem Leben (Emery, Yang & Frierson et al., 2009, S. 379-384).

FAZIT

Krebs bedroht dein Leben. Die Erkrankung verändert dich psychisch und physisch. Das regelmäßige Laufen unterstützt dich dabei, ein Stück Routine und vertrauter Orientierung zu erhalten. Trotzdem hinterlässt die Erkrankung ihre Spuren. Erzwinge nichts und gehe deinen Alltag mit gedrosseltem Tempo an. Du stehst nicht in einem Wettbewerb mit dir selbst.

6.2 Ernährungsveränderungen

Für die Optimierung meines neuen Lebens suchte ich mir ab Oktober 2012 professionelle Unterstützung durch einen Coach. Dieser war selbst Leistungssportler gewesen, hatte Erfahrungen mit Krebspatienten, versprach einen ganzheitlichen Ansatz. Bereits im ersten Gespräch erläuterte ich meine Skepsis gegenüber esoterischen Einlagen à la Klangschalen oder seelischen Ungleichgewichten. Als Betriebswirtschaftlerin benötigte ich greifbare Fakten, als Controllerin nachvollziehbare Zahlen.

Eine der ersten Maßnahmen bildete die Analyse meiner Ernährung, aus der mein Körper seine Energie bezog. Krebszellen benötigen Zucker! Diese Erkenntnis vermittelten mir bereits mein Selbststudium der Forschungsliteratur sowie diverse Ernährungsberatungen in der Anschlussheilbehandlung. So verzichtete ich bereits aus eigenem Antrieb seit Juli 2012 auf Süßes, wie meine heiß geliebte Nussnougatcreme und Kinderschokobons.

Nach gut zwei Monaten stellte ich Veränderungen in meinem Geschmacksempfinden fest: Selbst nur mit Honig gesüßte Speisen empfand ich als zu süß. Aus fertigem Fruchtjoghurt schmeckte ich die Frucht als zu fad heraus. Ich begann, die Lebensmitteletiketten einer genauen Analyse zu unterziehen und verzichtete auf Produkte, denen zusätzlicher Zucker beigemischt wurde, bspw. gezuckertes Apfelmus, gezuckertes Müsli, Tomatenmark, Fruchtaufstriche, Tofu etc.

Stattdessen rührte ich mir meinen Naturjoghurt selbst mit frischen Früchten und Nüssen an. Im Verlauf fühlte ich mich nicht mehr so schnell müde und erschöpft. Einem leckeren Zupfkuchen, Pflaumenkuchen oder selbstgebackenen Keksen konnte ich noch nicht widerstehen. Hier versagte meine Selbstdisziplin.

Ausgerechnet über die Weihnachts- und Silvesterfeiertage erhielt ich von meinem Coach die Aufgabe, ein Ernährungstagebuch zu führen. Meine Eltern sandten mir ein Survivalpaket mit meinen Lieblingskeksen: selbstgebackene Marmorplätzchen, selbstverständlich mit viel guter Butter, Weizenmehl, Ei und Kakao. Stolz verkündete mein Vater, dass er ein

Kilogramm Mehl verbacken hatte. Entsprechend mächtig war das Paket. Ein großer Teil des Gebäcks fuhr mit meinem Mann und mir an die Ostsee, wo wir die freien Tage mit Freunden verleben würden. Diszipliniert und akribisch führte ich mein Ernährungstagebuch.

Mit jedem Tag, der verging, leerte sich die Keksdose. Zwischen 10 und 15 Marmorplätzchen fanden pro Tag problemlos Eingang in meine Ernährung. Dabei bremste mich das Ernährungstagebuch doch schon etwas aus: Ich machte mir die Mengen bewusst und war auch etwas genervt, alles so genau zu notieren. Neben dem Genussaspekt wog die Krebsangst immer stärker mit. Durch mein regelmäßiges Lauftraining würde ich doch (nicht?) alles verstoffwechseln, oder? Ich blieb ehrlich.

Anfang Januar 2013 werteten mein Coach und ich die Ernährungsaufzeichnungen aus. Er fiel fast vom Stuhl, als er las, wie viel Zucker und Fett ich in mich hineingeschaufelt hatte. Auch wenn die tägliche Kalorienbilanz insgesamt normal war, gab es für mich notwendige Ernährungsveränderungen.

Neben dem Thema Zucker erfolgten auch Tests unter anderem auf Laktoseunverträglichkeiten und Weizen. Hierzu brachte ich Speiseproben, bspw. von Kuhmilchkäse und Schafsmilchkäse, mit. Mein Coach aktivierte einen bestimmten Akupunkturpunkt, bspw. im Ellbogen, um mir die unbelastete Reaktion meines Körpers zu zeigen. Anschließend nahm ich einen Bissen Kuhmilchkäse in den Mund, versetzte diesen mit Speichel. Wieder wurde der Akupunkturpunkt aktiviert, meine Kraft war ungleich geringer. Im Vergleich dazu testete ich den Schafskäse, der meine körperliche Kraft nicht einschränkte. So arbeiteten wir uns durch verschiedene Lebensmittel hindurch. Ergebnis:

- Einschränkung/Verzicht von/auf Kuhmilchprodukte/n. Alternativen: Sojaprodukte, Dinkelmilch.

- Dinkel statt Weizen oder Roggen.

- Kein Zucker. Alternativen: Stevia, Honig.

- Kein rotes Fleisch. Alternativen: Geflügel.

In den folgenden Wochen versuchte ich, alles akribisch umzusetzen. Damit geißelte ich mich anfangs nur noch mehr. Krampfhaft verbrachte ich Stunden in Biomärkten, Supermärkten, Reformhäusern, hungerte lieber.

Mittlerweile habe ich für mich einen guten Mittelweg gefunden:

- Morgens esse ich Dinkelvollkornflocken oder Haferflocken, ergänzt um geschroteten Leinsamen, Walnusskerne, frischen Ingwer, frisches Obst, Zimt und Kurkuma sowie ungesüßter Sojamilch oder warmem Wasser.

- Mittags esse ich bspw. einen vegetarischen Dürüm mit Schafskäse, diverse selbstgekochte Suppen (vegan oder mit ausgekochtem Suppenhuhn als Grundlage), gemischte Salate, auch mal Tofu, eine Fischsuppe, gedünsteten Fisch mit viel Gemüse. Auf Brot, Brötchen, Nudeln, Kartoffeln und Reis verzichte ich so weit wie möglich. Gleiches gilt für Wurst sowie Rind- und Schweinefleisch. So kann ich beim Inder oder Chinesen auch ein Gericht explizit ohne Reis oder Nudeln wählen. Mittlerweile bieten selbst Bäckerfilialen Suppen und Salate an.

- Abends esse ich meist noch einmal einen gemischten Salat mit variierenden Toppings, bspw. Käse – auch aus Kuhmilch – Antipasti, gebratenem Tofu/Geflügel, geräuchertem Fisch, Ei. Ein gratinierter Schafskäse, ein in Salzwasser gekochter Blumenkohl oder frisches Sauerkraut bilden Alternativen. Manchmal esse ich einfach nur frisches Obst mit Joghurt, Nüssen und etwas Honig. Ich wähle entweder Sojajoghurt (ohne Zusätze, sondern bestehend nur aus Sojabohnen, Wasser, Meersalz und Joghurtkulturen) oder laktosefreien Joghurt. Schnell lässt sich auch Fisch im Backofen mit Zwiebeln, Knoblauch, Lorbeer, Piment und Kräutern dünsten.

- Zwischenmahlzeiten bilden aufgeschnittenes Gemüse, ein Apfel oder eine Banane, getrocknete Früchte, Studentenfutter.

- Belohnungen: Ein Stück Bitterschokolade mit mindestens 80 % Kakao in Bioqualität. Auch bei den 100-prozentigen Kakaotafeln entdeckte ich meine Lieblinge. Weiterhin ein Latte macchiato mit Sojamilch, ein selbstgemachter süßer Quarkauflauf mit Honig und frischen Früchten.

- Getränke: Morgens trinke ich einen grünen Tee sowie ein Glas Brottrunk®. Im Tagesverlauf gewöhnte ich mir das Trinken von Kräuter- und Früchtetee an. Eine Tasse Kaffee/Espresso am Nachmittag eröffnet mir eine kleine Pause. Abends nach dem Zähneputzen trinke ich nur noch Mineralwasser.

Da ich noch nie der große Fleisch- und Wurstesser war, musste ich nicht wirklich viel umstellen. Beim Frühstück kam nur der Brottrunk® hinzu. Allerdings fiel mir der Verzicht auf Kuchen und Kekse sehr schwer. Ich musste mich selbst überlisten, mir kleine Eselsbrücken bauen. Dabei wollte ich explizit nicht, dass mein Umfeld – vor allem mein Mann – mit mir „leiden" mussten. Ich pflegte zu sagen, dass ich durch meine eigene Hölle allein gehen muss. Zuerst verlegte ich das Kuchenessen nur noch auf das Wochenende zur Belohnung.

Für jedes Stück Kuchen, dem ich widerstand, zahlte ich den Kaufpreis in ein Sparschwein ein. Aus diesem finanziellen Depot gönnte ich mir dann eine Massage, einen Saunagang, ein neues Kleidungsstück. Ich backe keinen Kuchen und keine Kekse mehr selbst zu Hause, kaufe hierfür auch keine Zutaten ein. Selbstverständlich bin ich auch heute täglich von Versuchungen umgeben. Doch je länger ich auf Süßes verzichte, desto leichter fällt es mir.

Meine Ernährungsgewohnheiten zeigen mittlerweile eine gewisse Auflockerung, da ich auch im Arbeitsalltag bestehen muss. Ich koche gerne am Wochenende, aber im Wochenverlauf wähle ich lieber gesunde Alternativen von den Profis, die täglich kochen.

Meine modifizierten Ernährungsgewohnheiten machen mich nicht nur beim Laufen ausdauernder, zäher und schmerzunempfindlicher. Ich kämpfe ebenfalls mit weniger Verdauungsproblemen. Zudem bin ich nicht mehr so müde und schlapp, erhole mich nach einem langen Lauf oder anstrengenden Arbeitstag schneller. Die folgenden, beispielhaft angeführten Studien belegen die von mir erfahrenen Veränderungen.

Grundsätzlich aktiviert das Laufen oder eine andere regelmäßige Ausdauersportart deinen Stoffwechsel. Damit verweilt deine Nahrung nicht zu lange im Magen und Darm. Bestimmte krebserregende Stoffe in den auf-genommenen Nahrungsmitteln werden schneller wieder ausgeschieden. Ein mögliches Krebsrisiko kann sich für dich hierdurch verringern (Davies et al., 2011, S. S70).

In einer Studie von Mohammadi et al. (2013) wurden 100 iranische Brustkrebspatientinnen im Alter zwischen 32 und 61 Jahren zu ihren ver-änderten Lebensgewohnheiten durch die Krebserkrankung befragt. Der Konsum von Fast Food sank um 90 %, der von rotem Fleisch um 70 %. Parallel dazu aßen die interviewten Frauen 85 % mehr Obst und 78 % mehr Gemüse. Insgesamt ernährten sich 29 % der Studienteilnehmerin-nen sehr gesund bzw. 34 % modifizierten ihre Ernährungsgewohnheiten gravierend.

12 Frauen waren sehr aktiv (Tätigkeiten mit Intensitäten, die diese außer-ordentlich außer Atem brachten, wobei die Studie die wöchentliche Dauer nicht aufschlüsselte) und 22 Frauen bewegten sich moderat. Die Mehr-heit der ehemaligen Patientinnen blieb jedoch inaktiv. Dabei profitierten vor allem die sehr aktiven Frauen, die gleichzeitig ihre Essgewohnheiten änderten, von einer verbesserten emotionalen und kognitiven Funktions-fähigkeit (Mohammadi et al., 2013, S. 483-485).

❗ HINWEIS

Du kannst den Krebs nicht aushungern, beispielsweise über „spezielle" Krebsdiäten. Lebe und genieße im Moment, langsam und mit ganzer Aufmerksamkeit. Stelle deine Ernährung bewusst und langfristig um. Dazu gehört auch, sich „Sünden" zu gönnen. Eine langfristige Umstellung gelingt dir allerdings nur mit ei-ner Veränderung deiner inneren Einstellung. Fehlt diese innere Überzeugung und mangelt es darüber hinaus an der praktischen Lebbarkeit in deinem Alltag, bleibst du langfristig nicht dabei (Davies et al., 2011, S. S70).

So zeigte eine Studie von Brinkworth et al. (2016) an 115 Patienten mit Diabetes Typ 2, dass sowohl eine Low-Carb-Diät (täglicher Ernährungsplan/Kalorienbedarf: 14 % Kohlenhydrate, 28 % Proteine und 58 % aus Fett) in Verbindung mit Sport als auch eine Low-Fat-Diät (täglicher Ernährungsplan/Kalorienbedarf: 53 % Kohlenhydrate, 17 % Proteine und weniger als 30 % aus Fett) in Verbindung mit Sport das Gewicht um durchschnittlich 9,5 kg reduzierten. Über 12 Monate trainierten die Probanden mindestens dreimal pro Woche und hielten sich an den Ernährungsplan. Dabei wurden die Studienteilnehmer medizinisch begleitet und kontrolliert.

Die Studie verdeutlicht den Effekt einer nachhaltigen Ernährungsumstellung in Verbindung mit dem Sport für eine neue Lebensqualität. Dabei ist es unerheblich, welchem Ernährungstrend du folgst (Brinkworth et al., 2016, S. 392-396). Dein Leben muss für dich stimmig sein.

FAZIT

Ein unüberschaubarer Markt an Ernährungsratgebern existiert nicht nur für Krebspatienten. Gesichert sind folgende Empfehlungen im Zusammenhang mit einer Krebserkrankung (Davies et al., 2011, S. S54-S56; World Cancer Research Fund & American Institute for Cancer Research, 2007, S. 69-109; Deutsche Gesellschaft für Ernährung e. V., 2013):

- Reduktion von Zucker,

- Reduktion von Milch und Milchprodukten,

- Verzicht auf Wurst und rotes Fleisch,

- Reduktion des Alkoholkonsums,

- Reduktion von Weißmehlprodukten.

Trotzdem bedeutet Essen auch Genuss und Geselligkeit. Vielleicht trinkst du gern einmal ein gutes Glas Rotwein und beobachtest den

Sonnenuntergang mit deinem Partner/deiner Partnerin? Ich gönne mir nach dem Rennsteiglauf im Ziel in Schmiedefeld eine echte Thüringer Rostbratwurst mit viel Senf.

6.3   Trainingsveränderungen

Abschlussuntersuchung im März 2012 an der Uniklinik: Routinemäßig fragte ich die mich behandelnde Gynäkologin nach ihren Ratschlägen zur Vermeidung der Rückkehr der Krebserkrankung. Sie riet mir: „Doppelt so viel!", von allem, was gesund ist – auch beim Laufen. Dies musste man mir nicht zweimal sagen. Ratschläge, die ich intuitiv hören wollte, setzte ich beherzt um.

Sport assoziierte ich automatisch mit Gesundsein. Ein Zuviel konnte es in meiner Situation nicht geben. Bereits in den Jahren und Monaten vor der Krebsdiagnose las ich fasziniert immer wieder Berichte vornehmlich von Frauen, die seit Jahren täglich liefen. Mir schien dies eine magische Grenze zu sein: Tägliches Laufen bei Wind und Wetter, gleichgültig, wann und in welcher Lebenslage! Allerdings hatte mir meine Krebserkrankung ebenfalls gezeigt, welche mentalen und körperlichen Kräfte in mir steckten. Die Erkrankung ließ mich meine Grenzen neu definieren.

So beschloss ich, täglich laufen zu gehen. Vorstellbare Ausnahmen stellten beispielsweise mögliche lange Reisen dar oder eine gravierende Erkrankung. Andere Faktoren, wie Müdigkeit, Überlastung, Übertraining, Verletzungen, soziale Ausgrenzung, zusätzlicher Stress, kamen mir überhaupt nicht in den Sinn. Natürlich war mir bewusst, dass die Umfänge nicht zu groß sein durften. Intuitiv legte ich ein Minimum von 30 Minuten pro Tag fest. Dieser Rhythmus wechselte sich mit 60-80 Minuten alle zwei Tage ab.

Meinen neuen Laufalltag strukturierte ich nach den vorgegebenen Arbeitszeiten. Um 9:30 Uhr begann die Kernarbeitszeit. Stand ich um 6 Uhr auf, frühstückte, ließ sich das morgendliche Läufchen relativ problemlos einbinden. Solange die Haare noch fehlten, duschte ich nach meiner Laufrunde und war in drei Minuten an der Bushaltestelle. Um Zeit zu sparen, dehnte ich nicht mehr nach dem Laufen.

Klappte es mal nicht mit der morgendlichen Runde, zum Beispiel aufgrund eines Arzttermins, hing ich gedanklich immer der noch zu erledigenden Laufpflicht nach. Damit setzte ich mich selbst unter Druck. Sogar an Wochenendausflügen drehte sich mein Mann samstags noch einmal im Hotelbett um, wenn ich gegen 6:30 Uhr mit leerem Magen loslief.

Bestätigung erfuhr ich durch andere Läufer, die ich in völlig abgelegenen Regionen zu Witterungsbedingungen traf, zu denen man seinen Hund sprichwörtlich nicht vor die Tür schickt. Inspirierend und stimmungsaufhellend wirkten die Schneeflocken am frühen Morgen, saubere und klare Luft, die nach nichts roch und mir gleichzeitig die Nase gefrieren ließ. Das prickelnde Gefühl, aus der Kälte wieder in das warme Bad zu kommen und langsam tauen die Oberschenkel auf. Nicht zuletzt motivierte mich der bewundernde Zuspruch aus dem nicht läuferischen Umfeld, wie von Kollegen oder Nachbarn.

So warf mich ein Sturz Ende Dezember 2012 und kurz vor dem geplanten Weihnachtsurlaub völlig aus der Trainingsbahn. Der Länge nach stolperte und fiel ich im Tagebau über einen Stein, den ich schon 77-mal übersprungen hatte. Krachend fiel ich mit dem gesamten Körpergewicht auf die rechte Seite. Nach dem ersten Schreck bildeten sich zwar Blutergüsse an Arm, Knie und Becken; ich kam nur noch humpelnd zur Arbeit, aber es war nichts gebrochen. Bereits nach vier Tagen lief ich wieder am Urlaubsort. Ich schalt mich, so unaufmerksam gewesen zu sein. Seit diesem Erlebnis nehme ich besagte Laufstelle mit besonderer Beachtung.

Ich hinterfragte meinen Sturz nicht weiter. Im Urlaub überdachte ich meine tägliche Laufdisziplin. Nicht etwa hinterfragte ich das Ritual. Nein. Ich wollte wieder in Vollzeit arbeiten. Meine 80 % füllte ich sowieso mit mehr als 100 % aus, also konnte ich auch das volle Geld dafür nehmen. Irgendwo im Hinterkopf spukten zwar Gedanken herum, ob ich nicht wieder zu schnell zu viel wollte. Immerhin war ich noch immer in der adjuvanten Krebsbehandlung, nahm zahlreiche Kontrolluntersuchungen wahr, bediente mich eines Coachs, und ich wollte den Marathon in Leipzig unbedingt laufen. Doch meine Disziplin wiegte mich in Sicherheit. Das schaffe ich und dann, wenn … Ein wirkliches Ziel, nach dem wieder einmal Erholung angesagt wäre, sah ich nicht für mich.

Ungefähr zwei Wochen lang spürte ich immer wieder ein Stechen im rechten Po, das sich über das Knie bis in die Wade zog. So schnell der Schmerz aufblitzte, so schnell ebbte er wieder ab. Nach dem Marathon würde ich dieses Problem angehen. Ende Februar überlief ich gerade den km 5 auf meiner Runde um den Haussee, als ein stechender Schmerz meine rechte Körperhälfte durchzog. Ich konnte nicht mehr joggen, nur noch humpeln. Knapp unter dem Gefrierpunkt und noch gut 7 km von zu Hause entfernt, waren Aufgeben und Heulen keine hilfreichen Optionen. Mit einer Mischung aus Hinken, Atmen, Heulen, leichtem Joggen gelangte ich nach über einer Stunde zu Hause an.

Als Erstes entledigte ich mich der nassen Sachen, glitt langsam in der Dusche hinab und ließ das heiße Wasser über mich laufen. In meinem Inneren tobte nur der Leipzig-Marathon. Ich rief im Büro an, dass ich später kommen würde, auch wenn ich noch keine Ahnung hatte, wie ich mich bewegen sollte. Das rechte Bein schmerzte bei der kleinsten Bewegung. Irgendwann gelangte ich in meine Kleidung, schleppte mich im Zeitlupentempo zum Bus. Bei der Arbeit balancierte ich nur an den Wänden entlang. Ich konnte das rechte Bein nicht belasten. Abends holte mich mein Mann ab.

Am nächsten Tag suchte ich meinen Hausarzt auf, der mir ein Laufverbot erteilte. Dies wäre sowieso nicht möglich gewesen. Zudem erhielt ich eine Überweisung zur Orthopädin, die mir ebenfalls Ruhe verschrieb und vom Marathon abriet. Dies wollte ich nicht auf sich beruhen lassen. Mitten in diese Situation krachte das Rezidiv. Mit allen Mitteln wollte ich den Leipzig-Marathon im April 2013 laufen. Ich suchte mehrere Orthopäden auf, bezahlte private Massagen. Eine Ärztin behandelte mich mit diversen Spritzen und einer Stoßwellentherapie, die meine Beschwerden zunächst linderten.[9]

---

9 Mittels *Stoßwellen* können bspw. Verknotungen der Faszien gelockert, ein Tennisellbogen behandelt werden. Ausführlicher hierzu bspw. Wess, 2004, S. 7-18.

Damit würde ich zumindest im Ziel des Marathons ankommen, meinte sie. Fanatisch von dem Gedanken besessen, nie wieder einen Marathon finishen zu können, drehten sich meine Gedanken, die Gespräche mit meinem Mann, mein ganzes Handeln und Fühlen nur noch um dieses Ziel. Je mehr ich bedrängt wurde, eine Therapieentscheidung zu treffen, desto verbissener wurde ich.

Zu Hilfe in dieser Situation kam mir die Laufrealität. Immer wieder versuchte ich, ein paar Kilometer zu traben. Zwei Wochen vor dem Marathontermin musste ich einsehen: Das wird nichts. Meine Lebensmotivation würde noch weiter sinken, falls ich auf der Marathonstrecke gehen müsste. Auf diese Weise wollte ich nicht belächelt, bedauert werden und von dieser Welt abtreten. Dies war der für mich am tiefsten vorstellbare Fall als Läuferin: Ich trete zu einem Wettkampf in dem sicheren Bewusstsein an, körperlich und mental das Ziel nicht erreichen zu können. Mein desolater und selbstverschuldeter Trainingszustand würde dies nicht zulassen.

Beispielsweise die Deutsche Krebshilfe empfiehlt ein gezieltes Training, das sich auf folgende Säulen stützt (Deutsche Krebshilfe, 2017, S. 16-19):

• Ausdauer, bspw. Joggen, Radfahren, Walken, Schwimmen;

• Kraft, bspw. Gerätetraining, Training mit kleinen Gewichten/Hanteln, Thera-Band®, Training mit dem eigenen Körpergewicht, bspw. Liegestütz, Kniebeugen, Klimmzüge am Klettergerüst auf dem Spielplatz;

• (Schnelligkeit);

• Koordination, wie Gymnastik oder Training an Geräten, Balancieren;

• Beweglichkeit, zum Beispiel Gymnastik wie Dehnungsübungen mittels Qigong, Pilates.

Allerdings steht bei sportlicher Betätigung während und unmittelbar nach einer Akutbehandlung die Schnelligkeit nicht im Vordergrund. Du solltest mindestens dreimal pro Woche mindestens 60 Minuten trainieren. Auch ein tägliches und sich abwechselndes Training schließt sich nicht aus. Zweimal pro Woche sollte Ausdauer auf dem Programm stehen und mindestens einmal pro Woche Gymnastik/Gerätetraining, um die Beweglichkeit, Koordination und Kraft zu schulen. Darüber hinaus schult das Joggen ebenfalls deine Koordinationsfähigkeit beim Ausweichen von Wurzeln, Pfützen etc. Mit der Zeit kommt die Schnelligkeit (Deutsche Krebshilfe, 2017, S. 21-22).

Weiterhin sind aktive Pausen erforderlich, in denen sich dein Körper regenerieren kann. Vergiss nicht, dass dein Herz-Kreislauf-System, deine Organe, dein gesamter Körper durch die Chemotherapie, die Bestrahlung, Operationen und weitere Behandlungen extrem geschwächt sind (Ness, Wall & Oakes et al., 2006, S. 198). Darüber hinaus können Übertraining und mangelnde Regeneration dein Knochengerüst verstärkt angreifen und eine Osteoporose begünstigen (Casla, Hojman & Márquez-Rodas et al., 2015, S. 184).

 HINWEIS

Variiere deine Trainingsinhalte und -umfänge (Hefferon et al., 2013, S. 854). Ersetze eine Laufeinheit zum Beispiel einmal durch das Schwimmen. Triff dich mit anderen Laufbegeisterten auf eine Feierabendrunde. Genieße die Bewegung.

FAZIT

Ein gesunder Laufrhythmus schließt Pausen, Ruhephasen und Genuss gleichermaßen ein. Entwickle gemeinsam mit erfahrenen Sportmedizinern einen Trainingsplan nach der Therapie für dich. Höre in dich hinein, teste Grenzen, setze dir Ziele. Verliere nicht den Bezug zur Realität. Das Leben besteht nicht nur aus dem Laufen, sondern bietet sehr viele Facetten. Das Joggen kann dir dabei helfen, die Alltagsfreuden tatsächlich als solche wahrzunehmen.

6.4   Ein bunter Strauß an Möglichkeiten

Von allen Seiten strömten Anregungen ein. Ich selbst war auf unermüdlicher Suche nach Optimierungen, las, recherchierte, probierte aus und verwarf. Donnerstags von 18-20 Uhr traf ich mich mit meinem Coach nach der Arbeit. So stand ich im Winter 2012/2013 regelmäßig gegen 20:30 Uhr frierend, allein, müde und im Dunkeln an der Haltestelle, wartete auf die Straßenbahn und fragte mich insgeheim, was ich hier tat. Offiziell lief alles gut, auch wenn ich nur noch völlig fertig am Freitag auf die Zielgerade Richtung Wochenende einbog.

Montag und Freitag nach der Arbeit oder auch in einer erzwungenen verlängerten Mittagspause erhielt ich Physiotherapie in Form von angeleiteten Übungen an Geräten, zur Mobilisierung meiner linken Körperhälfte und der gesamten Muskulatur. Anschließend stand eine Lymphdrainage an.

Immer wieder erhielt ich den Hinweis, auf meine Seele zu achten. Ein vorgeschlagenes Mittel bildete Yoga. So fand ich mich Mittwoch nach der Arbeit von 18:30-20:30 Uhr zwischen Klangschalen und Yogamatten wieder, probierte krampfhaft, meine innere Balance zu finden – ein Ungleichgewicht als möglicher Auslöser für die Krebserkrankung!?

Im Rahmen meines Coachings erarbeite ich mir die Notwendigkeit, innerlich ausgeglichener zu werden. Um ein Gefühl zu bekommen, wie ich im Tagesablauf auf unterschiedlichste Belastungen reagierte und, darauf aufbauend, selbstständig gegensteuern zu können, setzte mein Coach u. a. auf Biofeedback und Neurofeedback.

Bereits während des zweiten Termins erhielt ich einen Ohrclip, der mit einer Kugel verbunden war. Die Kugel leuchtete rot auf, sobald mein Blutdruck/Puls einen bestimmten Grenzwert überschritt. Grün signalisierte mir, dass ich im Einklang war. Interessanterweise reagierte mein Körper auf das Ziel Leipzig-Marathon mit einem Stresssignal. Über einen Bildschirm erfolgte eine zweite Kontrolle mittels Neurofeedback durch mich selbst. Ziel war es, einen Taucher innerhalb einer bestimmten Referenzlinie zu halten, wobei mein Coach mich immer wieder mit Fragen „bombardierte" oder Aufgaben lösen ließ. Durch meinen Atem lernte ich, den Taucher wieder auf Kurs zu bringen. Die Kugel nahm ich für zwei Wochen als Begleiter ins Büro mit und „beatmete" sie von Rot auf Grün. Mich verfolgte noch immer die Irritation des ausgelösten Stresslevels durch das Laufen.

Weiterhin sollte die Analyse meine tatsächliche Leistungsfähigkeit im Rahmen einer Leistungsdiagnostik ermitteln. U. a. mittels Laktatdiagnostik auf dem Laufband wollten wir mein optimales Belastungsniveau im Folgeprozess bestimmen und einen individuellen Trainingsplan für mich entwickeln. Doch das Rezidiv war schneller.

Ich fühlte mich nur noch gehetzt, getrieben. Weder das Laufen noch alle anderen Goodies (Yoga, Krankengymnastik, Massagen, Coaching etc.) konnte ich noch genießen. Nachts schlief ich schlecht, tagsüber trieb mich die Panik, eine dieser Aktivitäten nicht mehr erfüllen zu können. Damit verband ich automatisch ein gestiegenes Rückfallrisiko. Parallel galt es, den Kontrolluntersuchungen, Herceptin®-Gaben und den Anforderungen als Führungskraft im Job gerecht zu werden. Selbst die Zeit mit meinem Mann und mit Freunden verband ich mit Zeitnot. Ich sah keinen Ausweg aus dem Teufelskreis.

Mitten in diesen Prozess knallte das Rezidiv. Ich beendete das Coaching, nahm für mich neben den Ernährungsveränderungen (siehe Kap. 6.2, „Ernährungsveränderungen") aber die fokussierte Atmung als profanes Mittel für innere Ausgeglichenheit mit. Und ich überdachte zwangsläufig meine Laufumfänge und alle anderen Lebensbereiche.

Mittlerweile erkennt auch die Fachwelt neben dem regelmäßigen Sport ergänzende Behandlungsmethoden zur Schulmedizin an (Mustian et al., 2007, S. 52). Hierzu gehören bspw.:

- Yoga (Sisk & Fonteyn, 2016, S. 181),

- Meditation (Rabin, Pinto & Fava, 2016, S. 41),

- Qigong (Klein, Schneider & Rhoads, 2016, S. 3209-3222),

- MBSR (Mindfulness Based Stress Reduction) (Schellekens, Jansen & Willemse et al., 2016, S. 1818),

- Misteltherapie (Evans, Bryant & Huntley et al., 2016, S. 134),

- Gesprächsgruppen (Mustian et al., 2007, S. 54),

- Ernährungsveränderungen (World Cancer Research Fund & American Institute for Cancer Research, 2007, S. 66-197),

- ausreichend Schlaf (Ancoli-Israel, 2015, S. 48) sowie den

- restriktiven Einsatz von Nahrungsergänzungsmitteln (Sapienza & Issa, 2016, S. 669).

Allerdings belegen Studien nicht immer einen Erfolg (Mustian et al., 2007, S. 58). Beispiel: 35 junge Krebspatienten wurden für eine Studienteilnahme ausgewählt. Ein Teil der Probandinnen nahm an einem 12-wöchigen Bewegungs- und Meditationstraining teil. 89 % der Teilnehmerinnen fühlten sich nach Abschluss der Maßnahme entspannter, fitter und beweglicher (Rabin et al., 2016, S. 41).

Demgegenüber zeigten die 19 Lymphompatienten eines siebenwöchigen Yoga-Stress-Programms keine Verbesserung ihrer Fatiguesymptome, im Stressempfinden und der Angst. Allerdings schliefen die Yogateilnehmer tiefer und erholsamer im Vergleich zu einer Kontrollgruppe ohne Yogaunterricht (Cohen, Warneke & Fouladi et al., 2004, S. 2256-2258).

Die meisten Einrichtungen und Studios für alternative Bewegungsformen bieten kostenlose Schnupperkurse an. Gleichfalls sollte ein Erstanamnesegespräch, zum Beispiel bei einer Misteltherapie, kostenlos sein. Finde für dich heraus, was für dich stimmig, finanzierbar und passend für deinen Alltag erscheint. Hole dir verschiedene Meinungen ein.

> ## FAZIT
>
> Viel hilft nicht immer viel. Ich konnte nicht von ganz rechts nach ganz links wechseln. Probiere verschiedene Angebote aus. Selektiere aber für dich, was dir wirklich guttut, in deinen Zeitablauf passt und setze dich weder durch das Laufen noch durch ergänzende Maßnahmen zusätzlich unter Stress. Dein Körper würde es dir nicht danken.

6.5   Trainingsergebnis: Doppelt so viel ...

... rät mir eine Ärztin. Zusätzlich zu meinem Job – laut Vertrag 80 % – packe ich mir noch mal 40 % mehr Arbeit, tägliches Lauftraining, Coaching, Hungern, Spießrutenlaufen beim Essen auf. Der Erfolg lässt nicht lange auf sich warten. 18 Monate nach der Erstdiagnose das Rezidiv, eine Zerrung, die mir die Teilnahme an meinem ersten Marathon „danach" unmöglich macht. Selbstzweifel, Tränen, Bockigkeit. Wofür hatte ich mich so geschunden, auf alles verzichtet, mich fertiggemacht?

Definitiv ergänzen zusätzliche Trainingsformen und ein professioneller Trainingsaufbau während und nach der Krebserkrankung den Genesungsprozess. Gerade aufgrund der Erkrankung benötigst du Regenerationsphasen im Rahmen des Lauftrainings, aber auch im Alltag. Du kannst nicht alle Angebote nutzen. Bei diesem Versuch zerreißt du dich und wirst mit dir selbst unzufrieden. Schaue dir neue Sportarten an und komplementäre Angebote als willkommene Ergänzung deines Lauftrainings, um auch dein Gehirn/deine Konzentration auf andere Art zu fordern. Das Laufen sollte dir weiterhin Freude bereiten, deine Lebensqualität positiv beeinflussen und dich möglichst gesund erhalten.

Ja, ich hatte mich fertiggemacht, meinem Körper wahrscheinlich die letzten Reserven genommen. Sollte dies nun das Ende sein?

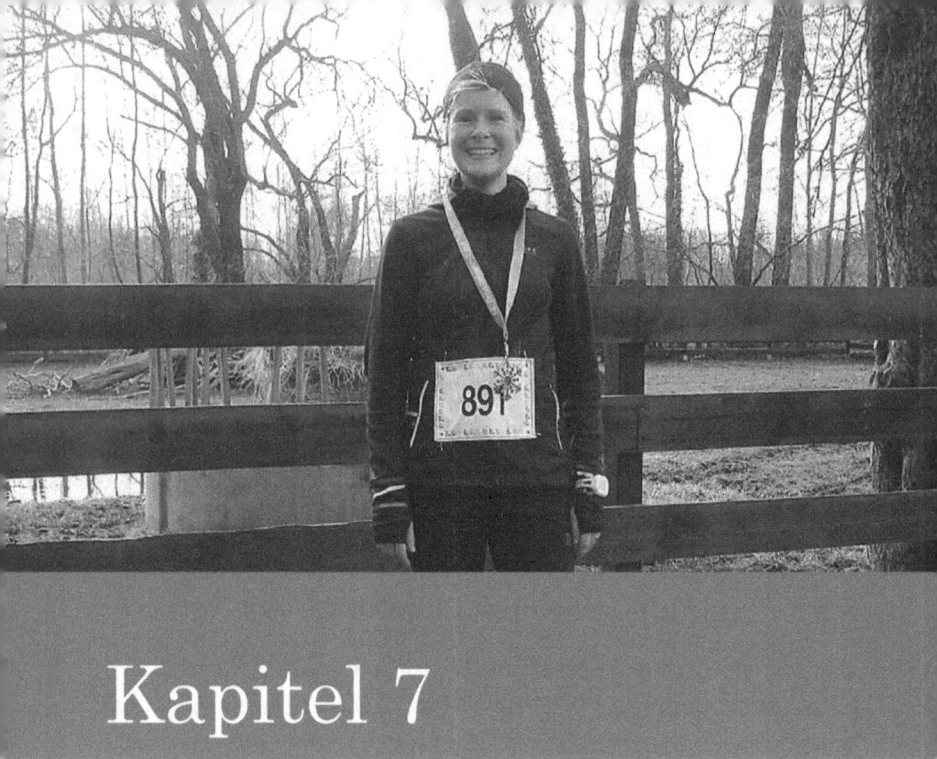

Kapitel 7

7   Das Rezidiv: Kraft und Zuversicht gewinnen

„Hoffnung ist nicht die Überzeugung, dass etwas gut ausgeht, sondern die Gewissheit, dass etwas Sinn hat, egal, wie es ausgeht."

(Vaclav Havel) [10]

Am 23. April 2013 erhielt ich von meiner Onkologin die telefonische Mitteilung des Rezidivs. Mein Mann und ich verbrachten gerade eine Woche Urlaub in unserem ehemaligen Flitterwochenhotel, um den Abschluss meiner Akutbehandlung mit dem Ende der letzten Herceptin®-Gabe zu feiern. Parallel dazu kämpfte ich mit meinem übertriebenen sportlichen Ehrgeiz, kurierte meine Muskelzerrung mit Lauf-ABC in Kombination mit

---

10 Frankfurter Rundschau, 2011, S. 1.

Dehnen und langsamem Joggen an der Ostsee aus. Um meinen Heulattacken und dem befürchteten nahen Lebensende keine Pausen zu gönnen, übte ich verbissen weiter. Zumindest die Schmerzen aus meiner Muskelzerrung ließen allmählich nach, sodass ich nach dem Urlaub körperlich gefestigter eine weitere Behandlung würde anstreben können.

7.1 Laufen: Ein Grund zum Aufstehen

Leider hatte mich meine Körperbeobachtung nicht getrogen. Die erstmals Ende Februar 2013 von mir selbst ertastete Veränderung in der linken Brust bestätigte zusammen mit dem Kontroll-MRT und der Mammografie im April 2013 den Tastbefund. Meiner Stanzbiopsie am Montag, dem 29. April 2013, an der Uniklinik Leipzig sah ich mit einem Morgenlauf entgegen. Beim langsamen Läufchen besann ich mich darauf, wie sehr ich die Morgenluft ungespürt eingeatmet hatte, die Naturgeräusche in den letzten Monaten meiner Verbissenheit geopfert hatte. Mir fehlte der Bezug zu meinem Körper und meiner Seele.

Das Rezidiv warf mich völlig um. Meine krampfhaften Versuche der letzten Zeit, alle Bereiche meines Lebens abzuklopfen, sämtlichen Ratschlägen zu folgen und parallel an mein altes Berufs- und Privatleben anzuknüpfen, sah ich als gescheitert an. Mir erschien das Aufstehen, das Essen und Trinken als sinnlos. Bockig wollte ich aufgeben. Meine beste Freundin wusch mir ordentlich den Kopf. Als Nichtläuferin, dafür Lebensbegleiterin seit Windelzeiten, regte gerade ihre Bodenständigkeit meine Lebensgeister neu an: Hatte ich den Krebs schon einmal bezwungen, sollte ich doch jetzt umso besser wissen, was mir guttat. Ich war Sportlerin, Marathonläuferin, Kämpferin. Den harten Zuspruch benötigte ich dringend.

Ich besann mich erneut auf die Anfangszeiten meiner Ersterkrankung: die langsamen Naturläufe und Spaziergänge. Fortan verbrachte ich wieder jeden Tag mindestens zwei Stunden an der frischen Luft, verband Arzttermine mit Spaziergängen. Bis zur geplanten Operation im Mai 2013 lief ich jeweils dienstags, mittwochs, freitags und sonntags – sofern möglich – in den Morgenstunden. Mit der Zeit änderte sich meine Wahrnehmung für meine Umgebung. Ich atmete bewusster, nahm kleinste Veränderungen in der Natur auf, wie den Bärlauchgeruch im Auwald, oder auch bauliche Veränderungen, wie eine neue Fassadenfarbe.

In dieser Zeit begann ich mit dem Tagebuchschreiben als innerem Zwiegespräch. Entweder im Tagesverlauf oder am Abend notierte ich alle belastenden Gedanken, alle positiven Erlebnisse, Ideen und Träume für meinen weiteren Lebensweg. Bald begleiteten Trainingsskizzen die täglichen Aufzeichnungen. Die von mir früher belächelten Daten zu Zeiten, Lauforten, Kleidung und Wetter fügten sich in meine empfundene Tagesstimmung als rundes Bild ein.

Beim Leipzig-Marathon 2013 stand ich nicht an der Strecke und nicht im Ziel. Der erste Lauf meines Lebens, zu dem ich mich zwar noch angemeldet hatte, lief ohne mich ins Ziel.

Den Operationstag – ein Donnerstag im Mai 2013 – begann ich im Krankenhaushemd mit Kniebeugen und Atemübungen auf der Dachterrasse des Uniklinikums. Bereits am gleichen Tag spazierte ich abends mit meinem Mann durch den Krankenhauspark. Pfingsten in Leipzig steht für das Wave-Gothic-Treffen (WGT). Am Tag nach meiner Operation meldete ich mich auf der Station ab und bestaunte die Roben der Damen und die zum Teil hoch technisierten Outfits der Herren beim traditionellen Picknick im Clara-Zetkin-Park.

Mit meiner schwarzen Stofftasche, aus der mehrere Schläuche zum Ablauf der Wundflüssigkeit hingen, wurde ich inmitten der schwarzen Menschen keines Blickes gewürdigt. Ich setzte mich auf eine Bank und fühlte mich als Teil des Lebens. Auf Tagesurlaub am Pfingstsamstag spazierten mein Mann und ich zu unserem Haussee, bevor ich am Sonntag offiziell aus dem Krankenhaus entlassen wurde. Im Rahmen der Abschlussuntersuchung wurde mir mit auf den Weg gegeben, eine Woche mit dem Joggen zu warten.

Sechs Tage später stand ich in Neuhaus am Start des Rennsteigmarathons und schickte meinen Mann und weitere Lauffreunde zum schönsten Ziel der Welt. Während über den Massen der Hubschrauber kreiste, zum Schneewalzer geschunkelt wurde, liefen mir die Tränen ob meiner verpassten Träume. Diese Unbeschwertheit, das gemeinsame Glück im Schunkeln der Läufermassen, wollte ich noch einmal spüren. Bis dahin war es ein langer Weg.

Zunächst standen meine Ärzte und ich vor der Entscheidung, wie es nach der Operation weitergehen sollte. Mit den Ergebnissen der pathologischen Untersuchungen, Skelettszintigrafie, CT und Blutbildern stand fest, dass ich „nur" ein Lokalrezidiv zu überstehen hatte. Gleichzeitig bildeten die Krebszellen keine sinnvollen Angriffspunkte für eine weitere Chemotherapie. Andererseits schlossen die Ärzte weitere, in meinem Körper befindliche Krebszellen nicht aus. Ich stand zwischen den Alternativen Abwarten, Hammer-Chemotherapie oder einem Mittelweg.

Erst einmal ging ich wieder arbeiten, nahm meine Laufroutine auf und holte mir weitere Fachmeinungen zu Behandlungsoptionen ein. Mindestens drei Wochen sollten zwischen der Operation und einer weiteren Behandlung als Erholung dienen. Mein Körper verkraftete die Operation gut, die Narbe verheilte ohne Komplikationen. Die Unterbrechung meiner Laufroutine unmittelbar um die Operation herum ließ meine Muskelzerrung abklingen. Meinen Laufalltag setzte ich fort, reduzierte aber die Umfänge auf 10-15 km. In diesem Bereich spürte ich einerseits die angenehm belebende Wirkung der Joggingrunde. Andererseits ermüdete mich die Bewegung und Sauerstoffzufuhr für eine angenehme Nachtruhe ohne Tränen und Albträume.

Ich nahm meine mit der Erkrankung verbundenen Aktivitäten und Termine als tägliche Arbeit an mir und meiner Gesundheit wahr. Trotzdem musste ich unbequeme Entscheidungen beruflich und privat treffen.

Nach der Ersterkrankung hatte ich immer getönt, im Job definitiv kürzerzutreten, sollte der Krebs zurückkommen. Nicht nur für mich selbst, sondern auch als Führungskraft war ich verantwortlich. Deshalb tat ich den einzig vernünftigen Schritt für mein Team und mich: Ich trat von meiner Position als Verwaltungsleiterin zurück. Mir fiel dieser Schritt unwahrscheinlich schwer, da ich erst merkte, wie viel mir diese Aufgabe inhaltlich bedeutet hatte, was mein Team und ich gemeinsam aufgebaut hatten. Ich schloss mit einer Lebensepisode ab.

Am Tag meines Statements lief ich morgens eine kleine Waldrunde, dachte immer wieder über geeignete Formulierungen nach. Letztendlich teilte ich meinem Vorgesetzten die Entscheidung in zwei knappen Sätzen persönlich mit. Mit dem offiziellen Aussprechen fiel ein unwahrscheinlicher Druck von mir ab. Meine innere Zerrissenheit wich der Bündelung meiner Kräfte im Kampf gegen den Krebs.

Im nächsten Schritt galt es, eine Entscheidung zur weiteren Therapie zu fällen. In meiner gewohnten Umgebung klarten sich meine Gedanken nicht auf. Deshalb nahm ich drei Tage Urlaub, fuhr erstmals in meiner Ehe allein an die Ostsee. Anfang Juni spazierte ich barfuß entlang des Strandes von Prerow nach Zingst und zurück. Das Meer, die Salzluft, den warmen Sand, das Kreischen der Möwen – dies wollte ich solange wie möglich schmecken, riechen, spüren. Mein Bauchgefühl entschied sich für die Chemotherapie – den Mittelweg – der mir meine Haare und die Hammer-Chemo als Reserve ließ.

Dieses Mal wusste ich, was mich erwarten würde: die körperlichen Einschränkungen, der Einbruch in den Laufleistungen, der ungewisse Ausgang. Doch ich konnte auch planen: 18 Wochen lang würde ich alle drei Wochen eine Infusion erhalten, weiterhin parallel dazu zwei Wochen Tabletten einnehmen. Ein letztes Mal vor dem Beginn meiner zweiten Chemotherapie lief ich eine große Runde auf dem Darß von Prerow aus durch den Darßwald zum Weststrand bis zum Müllerweg. Dann über den Großen Stern und den Biebersteig zum Boddendörfchen Born, entlang des Boddenwegs nach Wieck und von dort über den Radweg zurück nach Prerow. Die bunten Darßer Haustüren lächelten mich an. Sanft wiegte der Westwind das Schilf am Bodden. Die Kühe auf den Salzwiesen am Radweg schauten mir graskauend nach. Tief in mir verankerte sich die Gewissheit: Diese Laufrunde schaffst du wieder. Aber erst einmal ging es abwärts.

Die Kombination aus Vinorelbine® und Capacetabine® schickte mein Immunsystem bereits nach dem ersten Zyklus in den Keller. Zum zweiten Termin standen meine Werte an der Kippe. Ich verstand: So gut ich mich scheinbar nach meiner Ersterkrankung wieder gefühlt hatte, so sehr war mein gesamter Körper noch immer belastet. Ich musste noch mehr Tempo herausnehmen. Schweren Herzens verabschiedete ich mich von meinen Kollegen kontrolliert in die Krankschreibung, übergab meine Aufgaben, stand aber für Anliegen zur Verfügung.

Um nicht dem Anstarren der weißen Wand zu erliegen, ersetzte meine tägliche sportliche Routine in Form einer kleinen Lauf- oder Spazierrunde meinen Joballtag. Abends legte ich mir meine Laufkleidung in das Bad, stand morgens mit meinem Mann auf. Das gemeinsame Frühstück nahm ich bereits in meiner Laufkleidung ein. Wir verließen gemeinsam das Haus: der eine auf dem Rad in Richtung Büro, die andere joggend in Wald und Flur.

Das Laufen half mir gegen die lähmende Langeweile, strukturierte meinen Tag. Zudem erlebte ich ein körperliches Nachmittagshoch.

Die gefühlte soziale Isolation und die fehlende Zeitstruktur belastet deinen Alltag (McKay, Knott & Delfabbro, 2013, S. 97). Fällt der gewohnte Lebensrhythmus weg, fällst du in ein dunkles Loch. Dies wiederum belastet dein Immunsystem zusätzlich und wirkt sich unter Umständen negativ auf den Heilungsprozess aus (Anderson & Armstead, 1995, S. 215).

Findest du hingegen eine Beschäftigung, in der du selbstvergessen aufgehst, Zeit und Raum vergisst, lenkt dich dies von deinen Ängsten ab. Du erlebst für dich, dass du tatsächlich etwas bewirken kannst (Csikszentmihalyi & LeFevre, 1989, S. 821). Dies kann ein bereits ausgeübtes Hobby, wie das Laufen, soziales Engagement, wie die ehrenamtliche Tätigkeit in einem Verein oder ein völlig neues Interesse, zum Beispiel das Erlernen einer neuen Sprache, sein. Und nicht zuletzt verändert die Erkrankung deinen Blick auf deinen Lebensweg, macht dir noch unerfüllte Träume und Wünsche bewusster. Unter Umständen setzt du neue Prioritäten für dich (Lilliehorn, Hamberg & Kero et al., 2013, S. 272).

Chen et al. (2009) begleiteten 1.829 chinesische Brustkrebspatientinnen drei Jahre ab der Diagnosestellung. Diejenigen, die ununterbrochen regelmäßig sportlich aktiv blieben, profitierten von einer besseren Lebensqualität während der Akutbehandlung und auch noch drei Jahre später.

Ein nachhaltiger positiver Effekt für das körperliche und seelische Wohlbefinden sowie die sozial empfundene Wahrnehmung stellte sich ab einem Aktivitätslevel von mehr als 8,3 MET/Woche ein (Chen, Zheng & Zheng et al., 2009, S. 858).

Darüber hinaus half mir das körperliche Auspowern beim Laufen und ein halbwegs strukturierter Tagesablauf dabei, nachts hin und wieder durchschlafen zu können, vor allem erst einmal einschlafen zu können. Nicht nur das Gedankenkarussell, sondern auch die Medikamente und ein erzwungenes geringeres Aktivitätsniveau brachten mich um den Schlaf. Unzureichender Schlaf lässt dich launisch und unleidlich werden. Zudem schwächst du dein Immunsystem (Ancoli-Israel, 2015, S. 46-47).

Bereits ein moderates Walking-Programm kann helfen. 10 Brustkrebspatientinnen walkten über 12 Wochen. Dies erleichterte den Betroffenen das Einschlafen, verlängerte die Durchschlafphasen, verkürzte die Schlafunterbrechungen im Vergleich zu einer inaktiven Gruppe von ebenfalls 10 Probandinnen. Dabei waren die betroffenen Damen lediglich viermal pro Woche über 20 Minuten aktiv (Payne, Held & Thorpe et al., 2008, S. 639-641).

„Ich laufe", war meine erste Antwort auf die Frage von Freunden: „Und, wie geht es dir?"

FAZIT

Das regelmäßige Lauftraining ist dein zuverlässiger Begleiter, wenn du im empfundenen Moment eine Lebensstütze benötigst. Das Laufen ist deine Freundin gegen die Langeweile. Das Laufen sensibilisiert dich für neue alltägliche Phänomene. Du erfährst ein feineres Gespür für das Leben und deine Mitmenschen. Damit stärkst du deinen siebten Sinn und deine soziale Kompetenz, erhältst erstaunte Blicke und Kommentare aus deinem Umfeld. Es lohnt sich, die bereits bekannt geglaubte Welt neu zu entdecken. Und du kannst endlich wieder schlafen.

7.2   Weiterlaufen für … mich!

Mit dem unreflektierten und zunächst einfach weiteren Drauflosrennen erhielt ich mir einen täglichen Lebensmotor. Das Rezidiv begriff ich immer mehr als dritte Chance, die mir mein Körper noch einmal bot, meinen Träumen, Wünschen und Sehnsüchten nachzuspüren. Langsam drang in mein Bewusstsein die gefühlte Erkenntnis meiner Endlichkeit. Sollte dies heute mein letzter Lebenstag gewesen sein, wollte ich diesen wirklich zwischen einem Teammeeting, der freiwilligen Unterstützung bei einer Budgetplanung und meinen Chemotabletten verbringen?

Gehörte andererseits ein tägliches Essen bei meinem Lieblingsitaliener oder doch noch einmal die träumerische Reise auf den fünften Kontinent zu den Dingen, die ich heute unbedingt erleben wollte? Glück begriff ich für mich immer mehr als eine Momentaufnahme, die mich nicht ständig in Euphorie versetzen konnte. Ich suchte nach dem Frieden in mir selbst, nahm meinen Körper und Geist aber als unruhiges, unzufriedenes und unausgeglichenes Wesen wahr.

Lebensbereiche, bspw. der unerfüllbare Kinderwunsch, zehrten, zurückgeworfen auf die erneute Erkrankung, an meinem Geist. Dieser Traum lag außerhalb meines Einflussbereichs.

Ich konnte über meine Zeit jeden Tag prinzipiell frei verfügen, war finanziell erst einmal abgesichert. Wenn auch nicht ideal durch die Krebstherapie, sah ich die Situation pragmatischer. Mein Leben gab mir die Chance, noch einmal von vorne zu beginnen. Was wollte ich wirklich immer mal machen?

Es gab einen lang gehegten Kindheitstraum von mir: Ich wollte ein richtiges Buch schreiben und veröffentlichen. Zudem stellte ich mir mein Rentnerdasein immer als den Lebensabschnitt vor, in dem ich noch einmal ein richtiges „brotloses" Studium, zum Beispiel Germanistik, Literaturwissenschaften oder Archäologie, studieren wollte. Da mein Mann ähnliche Absichten hegte, sah ich uns beide schon gemeinsam in der Bibliothek über Büchern sitzen.

In meiner aktuellen gesundheitlichen Verfassung sank meine Konzentrationsfähigkeit häufig bereits nach einer halben Stunde rapide ab, ich musste mich auch im Tagesverlauf häufiger hinlegen. Zudem war mein Immunsystem anfällig für alle möglichen ansteckenden Erkrankungen. So konnte ich keinen Studientag durchstehen. Unabhängig von der Studienrichtung sollte ich für ein Studium schon fünf Jahre einplanen. Solange traute ich mich ganz einfach nicht zu planen. Eher im Horizont von 1-2 Jahren fühlte ich mich sicher.

Andererseits spürte ich, dass mich das tägliche Laufen im Wechsel mit Spaziergängen nicht völlig auslastete. An manchen Tagen verlangte mein Gehirn nach Futter, wollte weg von Auseinandersetzungen mit Versicherungen und sinnvoll beschäftigt und angeregt werden. Wie konnte ich meine Fantasien verbinden? Zufällig las ich an einer Straßenbahnhaltestelle die Werbung eines einschlägigen Anbieters für ein Fernstudium im schriftstellerischen Bereich. Das war es! Nach etwas Recherche schrieb ich mich für ein paar Monate ein. Auch wenn mich das Studium geistig nicht überbeanspruchte, führten die verschiedenen Übungen dazu, meine Umwelt neu zu erspüren, auf Details zu achten, bildhafte Beschreibungen für Gerüche und Geräusche zu assoziieren.

Meinen täglichen Lauf/Spaziergang nutzte ich nun zur Erledigung meiner Hausaufgaben aus dem Schreibstudium. Mit allen Sinnen schreiben. Wie roch heute Morgen die Luft im Auwald im Vergleich zur letzten Woche? Woran erkannte ich den Auwald als solchen am Geruch? Wie spürte ich die Rinde eines Baumes, den ich mit geschlossenen Augen umarmte? Blühendes „Unkraut" erkannte ich nach heimischen Recherchen als Bärlauch. Das Zwitschern eines Vogels konnte ich mit einem Rotkehlchen in Verbindung bringen. Gebäuderuinen auf meiner Laufstrecke hauchte ich eine lebendige Bedeutung ein, indem ich im Internet und in Archiven zu deren Geschichte recherchierte. Damit verblüffte ich nicht nur mich und mein Umfeld.

Vielmehr überfiel mich die Traurigkeit, wie viele Glücksmomente ich in meinem bisherigen Alltag einfach ausgeblendet hatte und wie wenig ich brauchte, um innerlich einen gelungenen, intensiv gelebten Tag für mich zu erspüren.

Zugleich kam mein gedanklich eingeparkter Wissenshunger immer mehr zum Vorschein. Begeisterung und Zeitvergessenheit erfassten mich bei der Recherche von Fakten, in der Aneignung neuen Wissens. Dank dem Internet konnte ich überall und zu jeder Zeit beginnen, aber auch aufhören.

So wie das Laufen zu meinem Alltag gehörte, stellte das Schreiben eine neue Aufgabe für mich dar. Anfangs entstanden Fragmente und Kurzgeschichten, die teilweise veröffentlicht wurden. Mehr und mehr verspürte ich den Wunsch, der Gesellschaft etwas von dem zurückzugeben, das ich dank medizinischer Unterstützung von der Allgemeinheit erfahren durfte.

Immer wieder aktuell und meinen Ärzten Fragezeichen verursachend, kristallisierten sich Fragen und Probleme zur finanziellen Absicherung heraus. Mit dem auslaufenden Krankengeld während der zweiten Akuttherapie entstanden neue Herausforderungen für mich, die ich dank meiner Recherchearbeit und dem disziplinierten Am-Ball-Bleiben erfolgreich meisterte. Im Gespräch mit Medizinern, anderen Betroffenen und meinen Erkenntnissen entstand die Idee zu einem Ratgeber, der mittlerweile im Springer-Verlag unter dem Titel *Brustkrebs – Hilfe im Bürokratie-Dschungel* erschienen ist (Otto, 2015).

Aufgrund des bisherigen Feedbacks konnte ich einigen Menschen eine Unterstützung in dieser besonderen Lebensprüfung geben. Dies erfüllt mich mit Stolz, Selbstbestätigung, dem Gefühl der Sinnhaftigkeit meines Lebens: Ich helfe direkt anderen Menschen. So setzte ich mich ebenfalls mit den positiven Aspekten einer sinnstiftenden Tätigkeit trotz Krebs auseinander. Der Ratgeber *Arbeiten trotz Krebserkankung* erschien im Dezember 2017 im Springer-Verlag (Otto, 2017).

Parallel dazu wurde ich immer wieder darauf angesprochen, warum ich weiterlaufe und wie das eigentlich ging und geht. Diese Anregungen griff ich auf, um meine ganz persönliche Laufgeschichte in dem vorliegenden Buch zu erzählen. Ich wünsche mir, damit anderen Menschen eine

Anregung für das Laufen im Speziellen, den Mut zur Umsetzung der eigenen Träume im Besonderen zu geben.

Mit jeder Zeile dieses Buches zeige ich dem Tod, dass er noch auf mich warten muss. Dieses Buchprojekt half mir auch dabei, meinem Körper zumindest für den absehbaren Zeitraum dieses Schreibprozesses zu vertrauen. Ich bin überzeugt, diese Geschichte zu Ende zu schreiben und zu veröffentlichen.

Einen neuen Blick auf das Leben und eine positive Veränderung in den Lebensgewohnheiten zeichnet das Bild von 255 befragten ehemaligen Krebspatientinnen und Krebspatienten in den Niederlanden. So folgten 87,4 % der Befragten den Empfehlungen einer regelmäßigen Bewegung vom moderaten Walken bis zum intensiven Lauftraining mit mindestens 600 MET-Minuten pro Woche an fünf Tagen. 82 % rauchten nicht mehr, und 75,4 % reduzierten den Alkoholkonsum gemäß einschlägigen Empfehlungen auf maximal vier Gläser Alkohol pro Woche.

Allerdings aßen nur 54,8 % mehr Obst und lediglich 27,4 % mehr Gemüse, d. h. insgesamt neun Portionen pro Tag. Von den 255 Studienteilnehmern folgten nur 11 % allen gängigen Empfehlungen. Immerhin mehr als 80 % versuchten, 2-4 der Lebensveränderungen umzusetzen, wobei die regelmäßige Bewegung von fast allen Teilnehmern angenommen wurde.

Vornehmlich jüngere Krebspatienten mit einer positiven Grundhaltung zum Leben, einer intensiven Selbstwahrnehmung, die darüber hinaus eher von Schmerzen und Fatigue begleitet wurden, folgten den Empfehlungen nach regelmäßiger körperlicher Bewegung. Nicht zu rauchen bzw. das Rauchen aufzugeben, verbanden die Studienteilnehmer mit einer geringeren Angst vor einem erneuten Auftreten der Erkrankung und dem Bewusstsein, das Schicksal ein Stück selbst beeinflussen zu können. Vergleichbare Tendenzen zeigten sich im bewussten Verzicht auf Alkohol oder umgekehrt ausgedrückt: Betroffene mit einem geringeren Selbstbewusstsein nahmen eher ein Gläschen Alkohol zu sich. Auch Krebspatienten ohne akute Schlafstörungen sahen sich weniger dazu verleitet, den Alkoholkonsum zu senken (Kanera, Bolman & Mesters et al., 2016, S. 3-15).

In einer kanadischen Studie gaben von 646 befragten ehemaligen Brustkrebspatientinnen 42 % drei Jahre nach der Rückkehr in den Job an, diesen weit weniger bedeutend für ihr Leben zu erachten als noch unmittelbar nach dem Wiedereinstieg in den Beruf. In einem gesunden Vergleichssample sprachen nur 26 % der Befragten eine vergleichbare Einschätzung aus (Drolet, Maunsell & Brisson et al., 2005, S. 8307). Im Zeitverlauf ändern sich die Prioritäten auch für dich als Betroffene. So kann nach anfänglicher Euphorie die Ernüchterung folgen. Allerdings verdeutlicht das Beispiel ebenfalls, dass mehr als die Hälfte der Jobrückkehrer ihren Alltag als stabil empfinden und zufrieden sind.

Ich selbst erlebte und erlebe mich nicht jeden Tag als krank. Eher, wenn mich eine Erkältung erwischt, spreche ich von einer Erkrankung. Das Leben mit, nach und trotz Krebs stellte einen Gewöhnungsprozess für mich dar. Langsam arrangierte ich mich mit meinem Leben. Nach und nach konzentriere ich mich auf die Bereiche, die ich uneingeschränkt erleben kann: meinen Mann, meine Freunde, das Laufen, die begrenzte Arbeit im Büro, das Genießen der Natur, Kino, Lesen, Reisen.

Positiv betrachtet, schränkt mich die Krebserkrankung nicht zu sehr ein. Natürlich gelingt es mir nicht jeden Tag, optimistisch auf mein Leben zu schauen. Manchmal reicht bereits eine kleine Randbemerkung in der Zeitung oder ein Kinderlachen, um mich aus dem Gleichgewicht zu bringen. Mittlerweile finde ich allmählich wieder zu meinem inneren Gleichgewicht zurück und wenn ich mir nur den Frust aus der Seele renne.

Kagawa-Singer (1993) interviewte 50 Krebspatienten, die sich entweder in der Akutbehandlung befanden oder deren Krebsleiden unheilbar war. Monatlich über einem Zeitraum von 8-10 Monaten gaben die Betroffenen Auskunft über ihr Leben mit der Erkrankung. Im Zeitverlauf arrangierten sich die Patienten mit der Diagnose. Sie lebten momentan weiter in ihrer Familie, ihrem Alltag, sogar in ihrem Job. Teilweise sahen sich die Betroffenen selbst nicht als krank an. Ja, es gab eine Behandlung und um diese Tage herum organisierte sich der normale Alltag weiter.

Das Verständnis und die Definition einer Erkrankung gilt es neu zu charakterisieren. Was bedeutet es, krank zu sein? Die Betroffenen berichteten von ihrem normalen Alltag und ließen sich von der Krebserkrankung gerade nicht unterkriegen. Überwiegend fühlten sich die Studienteilnehmer nicht *krank*. Meist ging es diesen sehr gut. Sowohl wir als Betroffene als auch unser Umfeld sollten den Blick auf die Erkrankung und das Leben mit Krebs überdenken und neu einordnen. Die Diagnose und die Erkrankung bedeuten nicht automatisch, dass das Leben unmittelbar vorbei ist (Kagawa-Singer, 1993, S. 295-303).

FAZIT

Ich begann, meinen Lebensträumen nachzuspüren und mich endlich bewusst mit meiner Erkrankung auseinanderzusetzen. Das Laufen begleitete und förderte diesen Reifeprozess. Trotz einer laufenden Krebstherapie kannst du jeden Tag kleine Glücksmomente nur für dich erleben. Der regelmäßige Kontakt deines Körpers mit der Natur lässt dich selbst als wichtigen Teil eines großen Ganzen erleben.

7.3   Meinen (Lauf-)Körper neu entdecken

Durch die tägliche Bewegung an der frischen Luft sah ich gesund aus. Mein Wangen, Nase und Stirn zierten zarte Sommersprossen. Dieser Schutzschild machte mich im Vergleich zu meiner Perücke bei der Ersterkrankung vermindert angreifbar. Ich fühlte mich weniger verletzbar. Meinem regelmäßigen Laufen verdankte ich, dass mir Wassereinlagerungen im Körper sowie ungesunde Gewichtszunahmen erspart blieben.

Allerdings trainiere ich mir durch den Sport keine neue Brust an. Unmittelbar nach der Operation erhielt ich zunächst eine Schaumstoffepithese, die jedoch ständig verrutschte, für das Joggen ungeeignet. So zog ich anfangs zwei eng anliegende Tops mit eingenähtem BH an. Trotzdem zeichnete sich im Sommer unter dem Laufshirt eine gewisse Unregelmäßigkeit ab. Diese fiel mir wahrscheinlich mehr auf als den entgegenkommenden Joggern.

Ein paar Wochen später erhielt ich eine Haftepithese. Diese saugte sich zunächst unangenehm auf der Operationsnarbe fest. Zudem löste sich die Epithese, sobald ich ins Schwitzen geriet. Nachdem mir dieses Etwas zweimal beim Unkrautzupfen im Garten aus dem Ausschnitt gefallen war, entschloss ich mich schweren Herzens, Spezial-BHs zu tragen. Diese Kleidungsstücke sind doppelt genäht. Dadurch entstehen Taschen, in die eine Epithese eingelegt wird. Da mir beim Joggen der BH-Träger immer wieder von der linken Seite rutschte, ich an diesem zupfte und ihn zurechtrückte, griff ich immer routinierter zu meiner Epithese mit Sport-BH. Anfangs fühlte sich das künstliche Körperteil kalt, hart und schwer an. Mit emotionalem Gewicht beladen, akzeptiere ich mittlerweile rein aus der Trainingsgewöhnung heraus die Epithese als einen Teil meines Körpers.

Einen Brustaufbau schließe ich für mich aus. Jede Operation bedeutet ein Risiko und weitere Narben. Mögliches Eigengewebe könnte mir nur aus den Oberschenkeln entnommen werden. Dies führt wiederum zu Lymphödemen und muskulären Dysbalancen. Meine medizinische Nachsorge mittels Mammografie und MRT würde sich wesentlich schwieriger gestalten. Bei einem erneuten Krebsrezidiv wäre zudem alles umsonst.

Vor allem aber nehme ich mir meinen Großvater als Vorbild. Im Alter von sechs Jahre verlor er sein rechtes Bein. Trotzdem erfüllte er sich alle Träume, ließ sich nicht unterkriegen: Mit Anfang 40 studierte er noch einmal in der ehemaligen DDR, übernahm eine führende Aufgabe innerhalb der URANIA in Halle/Saale. Er wanderte, fuhr Rad, grub den Garten um, erlernte 1981 mit 61 Jahren sogar das Autofahren auf einem speziell für ihn umgebauten Trabant. Regelmäßig ging er zum Schwimmen, bahnte sich auf Krücken sogar seinen Weg in die Ostsee zum Baden. Nie hörte ich ihn jammern, resignieren, sich selbst bemitleiden. Dann würde ich es ja wohl schaffen, ohne meine linke Brust zu leben.

Die Gewöhnung im Alltag schmerzte mich dann doch. Ich empfand eine ungewohnte Scham und kindliche Verletzlichkeit, als ich das erste Mal wieder eine Sauna besuchte. Abseits von Ärzten und meinem Mann zeigte ich mich Fremden, und jedem war bzw. ist sofort klar, welche Lebenserfahrung ich machen musste. Bevor ich erstmals die Sauna betrat, versuchte ich, ein Tuch um mich zu binden. Dieses löste sich jedoch nach wenigen Bewegungen wieder. So atmete ich tief durch, blickte geradeaus und zog das Tuch offensiv weg. Meine Narbe fällt nicht sofort auf, und interessanterweise nehmen die meisten Fremden meine Besonderheit gar nicht oder erst auf den dritten Blick wahr.

Mittlerweile bin ich selbstbewusst, mich nach einem Wettkampf ohne Verrenkungen in der Umkleide oder auf der freien Wiese umzuziehen. Auch beim Schwimmen nutze ich nach zwei lächerlichen Versuchen einen normalen Schwimmbikini ohne Epithese, stelle mich wie alle anderen auch unbekleidet unter die Dusche. Mein Selbstbewusstsein ziehe ich aus meinem durch den Sport gut proportionierten Körper, aber auch aus der Erkenntnis, was ich noch leisten kann. Dies mag eitel klingen, doch so wenig ich mich auf eine fehlende Brust reduzieren lassen, so wenig bin ich nur die Joggerin. Dies sind nur zwei Facetten meiner Persönlichkeit. Dies strahle ich mittlerweile aus.

So befreiend die Läufe für mich waren, erlebte ich den ersten Wettkampf meines Lebens, in dem ich vorzeitig aufgeben musste. Unbedingt wollte ich an der Tradition des Staffelmarathons am ersten Oktoberwochenende 2013 in Dierhagen festhalten. Am Ende der zweiten Runde rief ich meinem Mann zu, dass er sich auf die vorzeitige Übernahme des Staffelstabes nach der dritten Runde vorbereiten sollte. Mir blieb die Luft weg. Junge und alte Menschen, untrainierte und übergewichtige Laufteilnehmer zogen spielend an mir vorüber. Lektion: Läuferisch steckte ich eine Niederlage ein, und das Leben ging trotzdem weiter. Traumhaft.

Erlebst du als betroffene Brustkrebspatientin eine Unterstützung durch dein soziales Umfeld, verkraftest du die körperlichen Veränderungen durch eine Mastektomie bzw. eine Brustrekonstruktion leichter. Die Akzeptanz deines Umfeldes lässt dich ebenfalls selbstbewusster mit deinem veränderten Körperbild umgehen.

Spatuzzi, Vespa und Lorenzi et al. (2016) befragten italienische Brustkrebspatientinnen, die brusterhaltend operiert werden konnten (72 Betroffene), denen die Brust amputiert wurde (44) und 41 Patientinnen, die eine Brustrekonstruktion erhielten. Verständlicherweise kämpften die Betroffenen mit einer Mastektomie stärker um ein neues Körpergefühl im Vergleich zu den Patientinnen, die ihre Brust behalten konnten. Die 41 Studienteilnehmerinnen mit einem Brustaufbau arrangierten sich mit ihrem Körper vor allem dann, wenn diese die Unterstützung aus ihrem engen sozialen Umfeld erhielten.

Von den insgesamt 157 Befragten befanden sich 30 Brustkrebspatientinnen noch nicht in der Menopause. Von diesen jüngeren Patientinnen konnten 10 Betroffene brusterhaltend operiert werden, acht verloren ihre Brust und 12 erhielten einen Brustwiederaufbau. Insbesondere jüngere Betroffene entschieden sich für eine Brustrekonstruktion, um unabhängig von der Epithese zu werden und sich wieder *ganz* als Frau zu fühlen. Weder das Sexualleben noch der Familienstand beeinflussten diese Entscheidung zentral. Im Vordergrund stand das eigene Körperempfinden (Spatuzzi, Vespa & Lorenzi et al., 2016, S. 30-31).

Ich entschied mich gegen eine Brustrekonstruktion. Die Narben bilden einen Teil meines Lebensweges ab. Nicht mehr gestehe ich der Erkrankung zu. Dies ist eine bewusste Entscheidung, die ich mit mir traf. Ich bin weiterhin Mensch mit Wünschen, Träumen, Zielen, Fehlern und Macken. Ich bin nicht vollkommen, und dazu stehe ich.

FAZIT

Lasse dich von der Erkrankung nicht beherrschen. Du bist eine vollkommene Persönlichkeit. Mein sportlicher Körper und meine läuferischen Leistungen stärken mein Selbstbewusstsein. Ich habe gelernt, trotz Krebs weiterzulaufen und mich zu akzeptieren, wie ich bin. Das schaffst du ebenfalls. Und ja, manchmal schmerzt es trotzdem.

7.4 Ich kümmere mich um mich

Langsam nehme ich die Bedürfnisse und Wünsche meines Körpers und meiner Seele wahr. Ich werde achtsamer. Die morgendliche Joggingrunde gehört mir. Ab km 5 spüre ich mehr und mehr in meinen Körper hinein. Um überhaupt weiterhin laufen zu können, setzen mir meine Atemnot, meine Muskel- und Knochenschmerzen, meine Müdigkeit ernst zu nehmende Signale, wann ich eine Pause benötige. Regeneration im Verständnis einer aktiven Erholung, alternative Bewegungsformen, mein Einklang von Kopf und Körper, treten in mein Läuferbewusstsein.

Ich suchte nach Alternativen und Orientierungen, die gezielt in meinen Tagesablauf passen, die ich durch gesunde Skepsis und eigenes Erleben nachvollziehen konnte. Mitten in meinem Transformationsprozess verstarb das sportliche Vorbild meiner Ersterkrankung. In Schockstarre hinterfragte ich wieder und wieder mein Vorgehen. Allmählich begriff ich: Der einzig richtige Weg existiert nicht. Ich stand am Anfang eines langwierigen Prozesses, mein Selbst erspüren zu lernen, meinen Lebensweg zu finden.

Während meiner ersten Chemotherapie registrierte ich zwar in meiner onkologischen Praxis das Therapieangebot der Traditionellen Chinesischen Medizin (TCM) inklusive Akupunktur. Allerdings schloss ich diesen „Hokuspokus" für mich aus. Ich vertraute der Schulmedizin. Hatte ich nicht bereits bunte Kugeln erfolglos bearbeitet, mir bei Klangschalen den Hals verrenkt? Andererseits bildete die Praxis für Integrative Medizin eine feste Abteilung innerhalb „meiner" onkologischen Praxis. Meine Onkologin verhielt sich neutral. Sie riet mir nicht ab, versprach mir aber auch keine Wunder. Allerdings verwies meine Ärztin darauf, dass die Patienten mit der Chemotherapie besser zurechtkommen würden.

So wagte ich den Schritt für ein Erstgespräch. Ich äußerte meine Skepsis hinsichtlich der Wirksamkeit der Akupunktur. Aufhorchen ließ mich die Tatsache, dass gesetzliche Krankenkassen das Nadeln bei Krebspatienten sogar eine Weile übernommen hatten. Je mehr ich mich mit der Thematik auseinandersetzte, desto mehr Studien zu den positiven Effekten sammelte ich (Lesi, Razzini & Musti et al., 2016, S. 1799; Johns, Seav & Dominick et al., 2016, S. 4; Hu, Zhang & Wu et al., 2016, S. 11).

Konkret ging es mir um:

- nächtliche Schweißausbrüche,

- Schlafstörungen,

- Müdigkeit und

- Konzentrationsschwäche.

Bereits nach zwei Monaten wöchentlicher Akupunktur ebbten meine Schweißausbrüche ab. Ich schlief fester. Heute wache ich zwar auch noch nachts schweißgebadet auf, durchwandere unruhig das Haus. Allerdings überfallen mich diese Attacken nur noch ein- bis zweimal pro Woche.

Aktuelle Studien belegen, dass eine Akupunktur Begleiterscheinungen, wie Hitzewallungen und Schlafstörungen durch die Chemotherapie, mindern kann (Lesi et al., 2016, S. 1799). Übelkeit und Brechreiz können gleichfalls abgeschwächt werden (Rithirangsriroj, Manchana & Akkayagorn, 2015, S. 83-86). Im Vergleich zu medikamentösen Behandlungen verbessert die Akupunktur langfristig die Lebenssituation der Betroffenen. Auch im Bereich Schmerzbehandlung unterstützt die Akupunktur die Wirkungen einer medikamentösen schulmedizinischen Behandlung. Allerdings ist die Studienlage hierzu noch sehr dünn (Hu, Zhang & Wu et al., 2016, S. 11).

Indem sich meine Einschränkungen durch die Chemotherapie minderten, kehrte – deutlich abgeschwächt – die Kraft in meinen Laufkörper zurück. Bereits gut zwei Monate nach der letzten Chemogabe im Dezember 2013 startete ich im Februar 2014 erfolgreich bei meinem ersten Wettkampf nach der Krebserkrankung und kam knapp unter drei Stunden auf einer 30-km-Distanz ins Ziel. Die Abstände zwischen den Akupunktursitzungen vergrößerten sich sukzessive. Heute gehe ich nur noch 3-4-mal pro Jahr zur Einordung meines Selbst zu einer Behandlung.

Mit dem Rezidiv zog jemand bzw. etwas eine äußere Notbremse für mich. Innerlich rotierte ich zunächst weiter und fühlte mich in meinem Körper gefangen. Mein Nacken, mein Rücken, teilweise auch meine Waden fühlten sich hart an. Gleichzeitig sehnte ich mich nach innerer Ruhe. Dieses Bedürfnis stand in völligem Kontrast zu meinem bisherigen Leben. Wie ein Tennisball sprang ich hin und her, einfach mal eine Stunde ununterbrochen in Ruhe auf dem Sofa zu lesen, stellte selbst im Urlaub eine kaum lösbare Herausforderung dar. Dafür versprach der Tag zu viele (sportliche) Wahlmöglichkeiten.

Durch die Akupunktur lösten sich langsam körperliche Verspannungen. Meine Gedanken schwammen hingegen in einem Meer. Mal schien mein Geist zu strömen, dann wieder herrschte Ebbe. Diese innere Zerrissenheit sprach ich ebenfalls bei meiner Ärztin für Akupunktur an. Wohl wissend, mir noch zusätzliche Termine aufzubürden, empfahl sie mir das Nei-Yang-Gong Qigong. Diese Form unterrichtete sie selbst und lud mich zu zwei kostenlosen Schnupperstunden in das *Haus Leben* in Leipzig[11] ein.

Den komplexen Übungsabfolgen aus körperlicher Anspannung, Entspannung, verbunden mit der Atmung, konnte ich anfangs nur langsam folgen. Allerdings lenkten vornehmlich die Aufwärmübungen und die Abschlussübungen meine grüblerischen Gedanken bereits in der ersten Stunde Richtung seelischer Hängematte. Nach gut 90 Minuten fühlte ich mich gelöst, belebt, frisch wie nach einem kleinen Morgenläufchen.

Ich entschied mich für die Kursteilnahme als Präventionsleistung und blieb fast 1,5 Jahre bei der Gruppe. Mit dem Abschluss der zweiten Akutbehandlung suchte ich mir Stück für Stück meine Autonomie zurück und übe heute Qigong in meinem Tempo und nach meinen Bedürfnissen selbst. Dabei lockern die gezielten Dehnungsübungen in Verbindung mit dem Atem sämtliche Muskelgruppen meines Laufkörpers. Ich lasse mich fallen.

---

[11] (Haus Leben Leipzig im Haus Leben e. V., o. J.). Das *Haus Leben* ist eine psychoonkologische Beratungsstelle. Kontakt über: willkommen@hausleben.org. Homepage: http://hausleben.org, Telefon: 03 41/444 2317.

In Ergänzung dazu kräftigen weitere Übungen die zarten Muskeln und Faszien, die wir im normalen Alltag so nicht spüren. Ich werde nicht nur vom Kopf, sondern ebenfalls körperlich geerdet, bin läuferisch beweglicher, spüre körperliche Veränderungen schneller auf. Auch halte ich besser die Balance und reagiere flexibler, sodass ich beim Joggen nicht mehr über jede Wurzel und jeden Stein stolpere bzw. stürze.

Mein Übungsprogramm dauert etwas mehr als 30 Minuten und kann zu jeder Tageszeit an jedem Ort ausgeführt werden. Im Sommer praktiziere ich Qigong bevorzugt am frühen Morgen in der freien Natur und radele dann mit meinem Fahrrad ins Büro.

Einzelne Qigongübungen nutze ich für kurze Dehnpausen im Büro oder während einer längeren Zugfahrt. Langes Sitzen und/oder Stehen lässt meinen Nacken und Rücken immer wieder verkrampfen. Ich sehe Qigong nicht nur als ergänzendes sportliches Mittel, sondern als Zeit, in der meine Gedanken eine kreative Pause erhalten. Einer Meeresbrise gleich, lösen sich Problemwolken, und ich erhalte einen freien Blick auf mögliche Lösungsansätze. Qigong unterstützt mich mental.

Qigong ist über alle Kontinente und Kulturkreise hinweg eine anerkannte komplementäre Behandlung bei einer Krebserkrankung, die die Betroffenen mental und körperlich stärkt (Klein, Schneider & Rhoads, 2016, S. 3210).

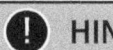 **HINWEIS**

Auch in Deutschland übernehmen die Krankenkassen mittlerweile die Kosten für entsprechende Präventionskurse.

Über einen Zeitraum von sechs Monaten übten 25 Krebspatienten mit einer Erkrankung des Nasen-Rachen-Bereichs viermal pro Woche jeweils über 1,5 Stunden Qigong. Eine Kontrollgruppe von 27 Patienten praktizierte keine entsprechenden Übungen. Die Trainierenden konnten nach

sechs Monaten ihren Schulter- und Nackenbereich sowie ihre Kieferge-
lenke freier bewegen und schliefen nachweislich besser im Vergleich zur
Kontrollgruppe. Die Studie belegt, dass nicht medikamentöse Eingriffe die
Lebensqualität verbessern und die Beschwerden ohne Medikamente ge-
lindert werden können (Fong, Ng & Lee et al., 2015, S. 17-24). Damit wird
dein Körper weniger belastet und du übernimmst verstärkter die Kontrolle
über deinen Körper.

FAZIT

**Sportliche Lauferfolge werden nicht nur durch das reine Lauf-
training erzielt. Schweift dein Blick über den Tellerrand, er-
öffnen sich ergänzende Ansätze, die deine Psyche und Physis
anregen können. Vielleicht wirst du nicht unbedingt schneller,
sicherlich aber ausgeglichener und gelassener.**

7.5 Trainingsergebnis: Ich bin zäher

Zähigkeit hilft im Job, beim Überstehen weiterer Lebenskatastrophen und
macht mich beim Laufen ausdauernder.

Das Rezidiv warf mich mehr um als die Ersterkrankung. Gerade weil ich
weiterhin joggte, täglich an der frischen Luft war, sah man mir die Erkrankung nicht an. Dies und die Tatsache, nicht völlig aus meinem schützen-
den Alltag gerissen worden zu sein, machten es mir im Therapieverlauf
leichter, an ein Leben nach der Chemo zu glauben.

Zu Beginn meiner erzwungenen zweiten Auszeit besann ich mich auf die
Dinge, die ich wirklich gerne umsetzen wollte. Das Laufen gab mir das
nötige Selbstvertrauen, die ersten Schritte zu wagen. Vergleichbar mit
der Überwindung des inneren Schweinehundes nach einem langen Arbeitstag lief ich los in ein modifiziertes Leben. Ich bin noch immer ich,

probierte aus und verwarf. Das Laufen zeigt mir jeden Tag, wofür sich mein Aufstehen und mein Leben lohnt. Die Erkrankung ließ mich aber auch begreifen, wie begrenzt meine Lebenszeit ist. Je schneller ich durch das Leben hetze, desto mehr verpasse ich. Trotzdem hat mein Tag nur 24 Stunden.

Zunehmend fließen in meine Entscheidungen nicht nur die objektiven Überlegungen, sondern auch mein Bauchgefühl ein. Spüre ich in mir ein Unwohlsein, lehne ich im Zweifelsfall ein Anliegen ab. Ich lasse mich nicht mehr drängen – vor allem nicht im Beruf. Tatsächlich bleibe ich einfach nur an dem wichtigen Ball. Seitenhiebe und vermeintliche Katastrophen prallen immer mehr an mir ab. So kann ich weniger emotional und mehr sachlich-logisch entscheiden.

Auch privat handele ich nach dem Motto: mehr Qualität als Quantität. So treffe ich mich bewusst nur noch mit wenigen richtigen Freunden. Dafür nehme ich mir aber auch einen Samstag oder einen Urlaubstag. Dies war früher für mich nicht vorstellbar. Allerdings halte ich damit aus, andere Bekanntschaften zu verlieren.

Sportlich konzentriere ich mich auf das Laufen. Schwimmen, Kräftigungsübungen, Qigong, Fahrradfahren stellen lediglich Ergänzungen dar. Ja, ich würde gerne einmal das Tauchen probieren, das Klettern, einen Fallschirmsprung. Doch weniger richtig zu erleben, empfinde ich als ein Mehr für mich.

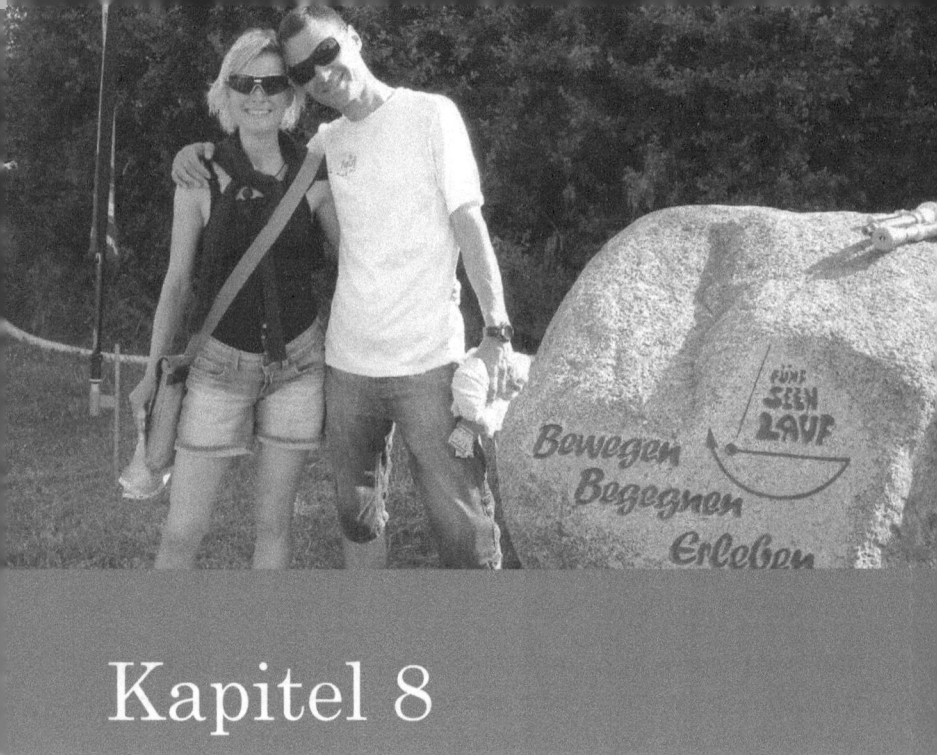

Kapitel 8

8 Laufen ist mein Lebenselixier

Sport begleitete mich mein Leben lang, nachdem ich vom Schulsport befreit wurde. Insbesondere das Laufen führte mich von der Schulzeit, über die Bankausbildung und das Studium, von der Zeit als Doktorandin über meine Tätigkeiten in der freien Wirtschaft durch die Krebserkrankungen bis heute.

Ich lief heulend, lachend, mit Schmerzen, trotz Erkältung, mit Liebeskummer und Todesangst. Und ich laufe auch heute weiter.

8.1 Laufen verlängert das Leben trotz Krebs

Eine regelmäßige sportliche Bewegung verbessert nicht nur die Lebensqualität, sondern kann auch die Überlebenszeit verlängern, wie

Forschungsergebnisse belegen (Mock, Pickett & Ropka et al., 2002, S. 120; Eyigor & Kanyilmaz, 2014, S. 407-409). Körperliche Aktivitäten führen zu einem geringeren Östrogenspiegel. Ein potenzieller Einflussfaktor, bspw. für hormonabhängigen Brustkrebs, kann damit reduziert werden.

Regelmäßige Bewegung hilft dir weiterhin dabei, dein Gewicht zu kontrollieren. Sport kann damit zu einem Überleben der Krebserkrankung beitragen, selbst wenn die Studienlage noch gering ist (Holmes, Chen & Feskanich et al., 2005, S. 2479; Bullen, Skrinar & Beltins et al., 1985, S. 1349-1353; McTiernan, Rajan & Tworoger et al., 2003, S. 1964-1965).

Meyerhardt et al. (2006) begleiteten 573 Darmkrebspatientinnen. Diejenigen profitierten überdurchschnittlich von einem krebsfreien Überleben, die sich während und auch nach der Krebsdiagnose regelmäßig mindestens 18 oder mehr MET-Stunden pro Woche sportlich bewegten. Insgesamt verminderte sich die Wahrscheinlichkeit einer erneuten Krebserkrankung bzw. die Sterblichkeit um 50 % für Patientinnen, die ihre körperlichen Aktivitäten mit und nach der Krebstherapie erhöhten (Meyerhardt, Giovannucci & Holmes et al., 2006, S. 5).

Sowohl die Rezidivrate in der Studie von Meyerhardt et al. (2006) sank signifikant als auch die Fünf-Jahres-Überlebensrate stieg nachweislich an. Lediglich 6,2 % der ehemaligen Patientinnen, die sich mehr als 18 MET-Stunden pro Woche sportlich bewegten, starben innerhalb der ersten fünf Jahre nach der Diagnose. Demgegenüber lag die Sterblichkeitsrate für Darmkrebspatientinnen bei 14,4 %, die sich weniger als 18 MET-Stunden pro Woche bewegten. Bei Betroffenen mit weniger als drei Stunden körperlicher Aktivität pro Woche lag die Sterbequote bei 14,1 % (Meyerhardt, Giovannucci & Holmes et al., 2006, S. 3-4). Dies verdeutlicht auch, dass ein gewisses Minimum an sportlichen Aktivitäten notwendig ist, um einen positiven Effekt zu erzielen.

Diejenigen Betroffenen profitierten am meisten, die bereits vor der Erkrankung nicht rauchten und kein Übergewicht hatten (Meyerhardt, Giovannucci & Holmes et al., 2006, S. 4). Allerdings beeinflusste in der Studie von Meyerhardt et al. (2006) regelmäßiger Sport vor der Krebserkrankung nicht die Erkrankungswahrscheinlichkeit und das Überleben (Meyerhardt, Giovannucci & Holmes et al., 2006, S. 4-6).

Ich selbst erhielt 18 Monate nach Abschluss der ersten Akutbehandlung die Diagnose Rezidiv. Obwohl ich regelmäßig Sport trieb, nicht übergewichtig war, nicht rauchte, keinen Alkohol trank, lautete die pathologische Auswertung meiner Tumorzellen: Grading 3 (von vier Stadien), triple-negativ (und damit kein Ansprechen auf Hormone, Östrogene etc.). Damit entsprach mein individuelles Schicksal den Betroffenen in einer Studie von Sternfeld, Weltzien und Quesenberry et al. (2009).

Von 1.970 Brustkrebspatientinnen konfrontierte 225 Betroffene das Leben noch einmal mit Brustkrebs. Dabei reduzierte eine regelmäßige körperliche Aktivität nicht die Wahrscheinlichkeit eines Rezidivs, wohl aber die Wahrscheinlichkeit, frühzeitig zu sterben. Vor allem die Frauen waren gefährdet, die mit 18 Jahren übergewichtig waren und in der Erstdiagnose mit triple-negativem, fortgeschrittenem Brustkrebs im Grading 2 oder 3 konfrontiert wurden. Insgesamt verbesserte regelmäßige Bewegung die körperliche und mentale Fitness, verlängerte deren Lebensdauer (Sternfeld, Weltzien & Quesenberry et al., 2009, S. 89-94).

Die Analyse von 22 Studien zum Überleben von körperlich aktiven Brustkrebspatientinnen zeichnet ein differenziertes Bild. Waren die Betroffenen bereits vor der Erkrankung moderat körperlich aktiv, hatte dies keinen Einfluss auf den Ausbruch einer Krebserkrankung und ein langfristiges Überleben. Hingegen die Aufnahme sportlicher Aktivitäten nach der Krebserkrankung führte zu einer geringeren Rezidivrate und einer längeren Überlebenszeit (Lahart, Metsios & Nevil et al., 2015, S. 645-653).

FAZIT

Durch regelmäßigen Sport fühlst du dich deinem Körper enger verbunden. Du erlebst, wie du deine körperlichen Reaktionen beeinflussen kannst. Du bist deinem Krankheitsschicksal nicht ohnmächtig ausgeliefert. Dabei ermöglicht dir das Laufen, unabhängig von Zeit, Ort und mit überschaubarem finanziellen Aufwand, einen für dich individuell stimmigen Lebensstil.

8.2   Mein Trainingsplan

Ein Anliegen ist, dir meinen täglichen Weg als Beispiel zu geben. Heute lasse ich mehr Luft an meinen Tag, tausche mal eine sportliche Aktivität gegen einen Spaziergang mit meinem Mann oder einen Spaziergang nur für mich aus. Hin und wieder treffe ich mich auch zum Laufen. Allerdings genieße ich die Stille mit mir und die Natur um mich. So präferiere ich die Laufrunde mit mir allein.

ÜBUNG

Montag

Morgens: 1.000-1.500 m Schwimmen im See mit Neopren oder im Winter in der Schwimmhalle/Alternative: 30 km Radfahren in der ehemaligen Tagebaulandschaft im Leipziger Süden.

Abends: 20 Minuten Training: Kräftigung Bauch, Beine, Po, Rücken, Rumpf, bspw. Situps, Liegestütze, Training mit 2-kg-Hanteln, Balanceübungen mit dem Aerostep®, anschließend Dehnungsübungen.

ÜBUNG

Dienstag

Morgens: 13 km Joggen um den Haussee.

Abends: BBP-Kurs zwischen 30 und 60 Minuten über YouTube®/ Alternative im Sommer: 1.000 m Schwimmen im See.

ÜBUNG

Mittwoch

Morgens: 10 km lockeres Joggen im Wald mit Lauf-ABC.

Abends: 20 Minuten Dehnübungen (YouTube®), Kräftigungsübungen oder Saunaabend.

ÜBUNG

Donnerstag

Morgens: 1.000-1.500 m Schwimmen mit Neopren im See oder im Winter in der Schwimmhalle/Alternativ: 30 km Radfahren im ehemaligen Tagebau.

Abends: 20 Minuten Kräftigungsübungen.

ÜBUNG

Freitag

Morgens: 13-15 km lockeres Joggen im Tagebau.

Abends: 20 Minuten Kräftigungsübungen oder Sauna.

ÜBUNG

Samstag

Ruhetag: Ggf. Spaziergang/längere Wanderung, Sauna oder Massage.

ÜBUNG

Sonntag

Langer Lauf: 18-30 km je nach Wettkampfziel, in der Regel allein im lockeren Tempo, ggf. Einlegen von kurzen Intervallen.

FAZIT

Ich laufe noch viel mehr nach meinem inneren Gefühl. Damit gewinne ich mehr Selbstsicherheit in meinem Auftreten, da ich mich auf das Zwiegespräch zwischen meinem Körper und meinem Geist verlassen kann. Dies schützt mich nicht vor einem erneuten Krebsrückfall. Doch ich nehme Veränderungen bewusster auf und kann gezielter gegensteuern.

8.3 Ich bin ausgeglichen

An jeder überstandenen Katastrophe wächst die Persönlichkeit. Ich wurde definitiv zäher, schmerzunempfindlicher, arbeite effizienter.

Ich weiß, wie gut mir das Laufen am Morgen tut, welchen *Luxus* ich durch diesen Tagesablauf genieße. Dieser Luxus ist teuer bezahlt, und ich hatte keine Wahl. Die verpassten Gelegenheiten und unerfüllbaren Träume im Leben habe ich akzeptiert.

Nach meinem Morgenläufchen ist meine wichtigste Tagesaufgabe erledigt: die Arbeit an meiner Gesundheit. Erfrischt starte ich in den Tag. Während mir Passanten bereits mit verkniffenen Gesichtszügen entgegenkommen, strahle ich sie an.

Im Büro schmerzte mich lange Zeit, dass es ohne mich weiterging, ein Nachfolger für meine Position gefunden wurde. Seit ich wieder täglich (reduziert) arbeite, härtet mich das Training ab. Mit der Zeit trifft es mich nicht mehr, denn ich schloss mit meinem Berufsleben vor der Krebserkrankung ab. Meine innere Einstellungsänderung erfüllt mich mit Ausgeglichenheit. Wie beim Qigong finden Yin und Yang wieder zueinander.

Ausschläge und extreme Stressphasen gehören auch heute zu meinem Leben. Aus dem Laufen heraus stärkt mich die Erkenntnis, dass ich mit kurzen Sprints einen guten Kilometerschnitt zwischen km 18 und 19 hinlegen kann, wohl aber das Marathonziel mangels Kraftreserven nicht erreichen werde. Konstanz und Stetigkeit im Lauftempo und Lebenstempo bestimmen mein Handeln. Werde ich zu schnell, bremst mich mein Körper aus. Mittlerweile muss mein Körper mich nicht mehr umwerfen, ich nehme mir vorab eine Regenerationszeit. So komme ich definitiv nicht als Erste ins Marathonziel, dafür genieße ich jeden Kilometer und gehe lächelnd an das nächste Lauf- oder Lebensprojekt.

Selbst wenn die Studienlage zu einer lebensverlängernden Wirkung respektive einer Vorbeugung eines Rezidivs im Detail noch widersprüchlich ist, hat eine regelmäßige sportliche Aktivität, wie Joggen, Schwimmen, Radfahren und Laufen über mindestens drei MET-Einheiten/Woche, einen positiven gesundheitlichen Effekt. Aktivitäten über diesen Umfang hinaus können bei Brustkrebs unter Umständen negativ wirken. Allerdings fließen auch andere Faktoren, die noch nicht abschließend analysiert worden sind, wie die Frage der Menopause, in diese Problematik mit ein.

Eine aktuelle Literaturanalyse von Urbscheit und Brown (2014) bringt es auf den Punkt: Sportliche Aktivitäten, wie das regelmäßige Laufen, können lebensverlängernd wirken. Über Umfang und Intensität sowie weitere Einflussflaktoren kann der aktuelle Forschungsstand noch keine eindeutigen Antworten geben (Urbscheit & Brown, 2014, S. 17-20).

Eine überstandene Krebserkrankung lässt den Blick auf die für jede und jeden Betroffenen individuellen Ziele pragmatischer werden. Ich sehe die Erkrankung als einen Schicksalsschlag in meinem Leben. Es wird nicht die letzte Herausforderung gewesen sein. Zudem bin ich der Ansicht, dass sich Schicksalsschläge und Krankheiten nicht vergleichen lassen. Für den einen ist der Jobverlust und damit der Karriereknick das vermeintliche „Ende". Der andere kämpft für den Rest seines Lebens mit den Folgen eines Burn-outs. Wiederum kann uns das Schicksal ein Kind oder den Partner frühzeitig nehmen.

18 Frauen im Alter zwischen 70 und 94 Jahren wurden nach einer überstandenen Brustkrebserkrankung interviewt. Sie sahen die Erkrankung als Teil des Lebens an, dem sie sich zu stellen hatten. Was nötig war, wurde getan, und das Leben ging weiter. „I'm still here",[12] lautete der Grundtenor der Befragten.

Eine Mischung aus Optimismus, Unabhängigkeit und Hartnäckigkeit ließ die ehemaligen Patientinnen ausgeglichen auf das Leben trotz ihrer Erkrankung blicken. Dieser Reifeprozess entwickelte sich mit und durch die Erkrankung. Im Ergebnis stand und steht die innere Gelassenheit, auch *Resilienz* genannt (Pieters, 2016, S. E20).

---

[12] Pieters, 2016, S. E20.

Witt-Sherman et al. (2012) versuchten sich an der Entwicklung einer Theorie zum Überstehen einer Brustkrebserkrankung durch die intensive Befragung von 15 Brustkrebspatientinnen. Folgende Eckpfeiler kennzeichnen das Leben mit und nach Brustkrebs (Witt-Sherman, Rosedale & Haber, 2012, S. E258):

RATSCHLAG

- Zentral: Das eigene Leben neu entdecken.

- Überdenken der Lebensziele und Neudefinierung der Lebensrichtung. Ggf. wurde das bisherige Leben fundamental verändert, bspw. der Partner, der Job, Loslösen vom Materiellen.

- Erkenntnis: Brustkrebs ist ein Teil des Lebens. Diese Erfahrung begleitet bis zum Lebensende. Entweder, Betroffene lernen, mit der Erkrankung zu leben oder sie gehen unter.

- Das Leben und Überleben von Brustkrebs ist ein langfristiger Prozess. Zwischen himmelhochjauchzenden Momenten und tiefen Stürzen erfahren die Betroffenen ihren neuen Alltag (Gaudine, Sturge-Jacobs & Kennedy, 2003, S. 153).

- Die Unterstützung aus dem Umfeld und das Annehmen von Hilfe muss gelernt werden.

- Depressionen und das Verarbeiten des Traumas hinterlassen Spuren in der Seele.

- Ein neues Leben, das Finden komplementärer Behandlungsmethoden, die Entdeckung der Spiritualität für sich bereichern wie eine frische Meeresbrise, die uns um Nase, Ohren, Augen und Mund weht.

- Am Ende reifen wir als Persönlichkeit, indem wir den Widrigkeiten der Erkrankung trotzen und umso mehr unser Leben leben.

Die Erkrankung kann deine Persönlichkeit positiv verändern. 20 ehemalige Brustkrebspatientinnen wurden von Horgan, Holcombe und Salmon (2011) befragt. Durch die Erkrankung überdachten die Betroffenen ihre Lebensziele, steckten ihre Prioritäten neu ab und wurden selbstbewusster. Darüber hinaus entwickelten die Patientinnen eine empfindsame Empathie für ihre Mitmenschen (Horgan, Holcombe & Salmon, 2011, S. 1119-1923; Rosedale, 2009, S. 175).

Indem die Betroffenen die Krebserkrankung als Teil des Lebens akzeptieren lernten, gewannen sie ein Selbstbewusstsein und eine Kraft aus der Tatsache, dass sie sich durch die Krankheit nicht hatten unterkriegen lassen. Dabei müssen trotz allem Wut, Trauer, Angst, Verzweiflung durchlaufen werden, um gestärkt durch eine neue Einstellung auf das Leben wieder herauszukommen (Horgan, Holcombe & Salmon, 2011, S. 1119-1123).

FAZIT

Das Laufen lehrt, mit Erfolgen und Rückschlägen umzugehen. Sportliche Fairness und die Erfahrung, nicht immer als Siegerin durch das Ziel zu laufen, lässt dich auch im Berufsalltag und im Privatleben mit Niederlagen gelassener umgehen. Durch das Überstehen der Erkrankung fühle ich mich mental weniger angreifbar und Krisensituationen gegenüber besser gewappnet. Was soll mir schlimmstenfalls passieren? Trotzdem konfrontiert mich der Alltag mit Höhe und Tiefen. Wichtig ist für mich, immer wieder zu meiner inneren Gelassenheit und Zufriedenheit zurückzufinden. Extreme Ausschläge nach oben und unten werfen mich aus der Bahn. Aufgrunddessen versuche ich, Extremsituationen mit tiefem Durchatmen zu begegnen und erst dann zu reagieren. Ich werde darin immer besser.

8.4 Trainingsergebnis: Die Konstante – dranbleiben

Unabhängig davon, wie ich im Therapieverlauf gerade stehe, beweist mir das Laufen, dass ich noch lebendig bin. Für diese Bestätigung benötige ich keinen Wettkampf, keine Zuschauer und keinen Applaus.

Mich aus eigener Kraft bewegen zu können, die Luft durch meine Lungen zu leiten, dem Aufprall meines linken Fußes auf dem Asphalt nachzuspüren, verschwitzt lächelnd nach Hause zu kommen, ist Lebensqualität für mich. Ich bleibe solange wie möglich unabhängig, zehre in schwierigen Lebensphasen von dieser Gewissheit. Ich bleibe dran.

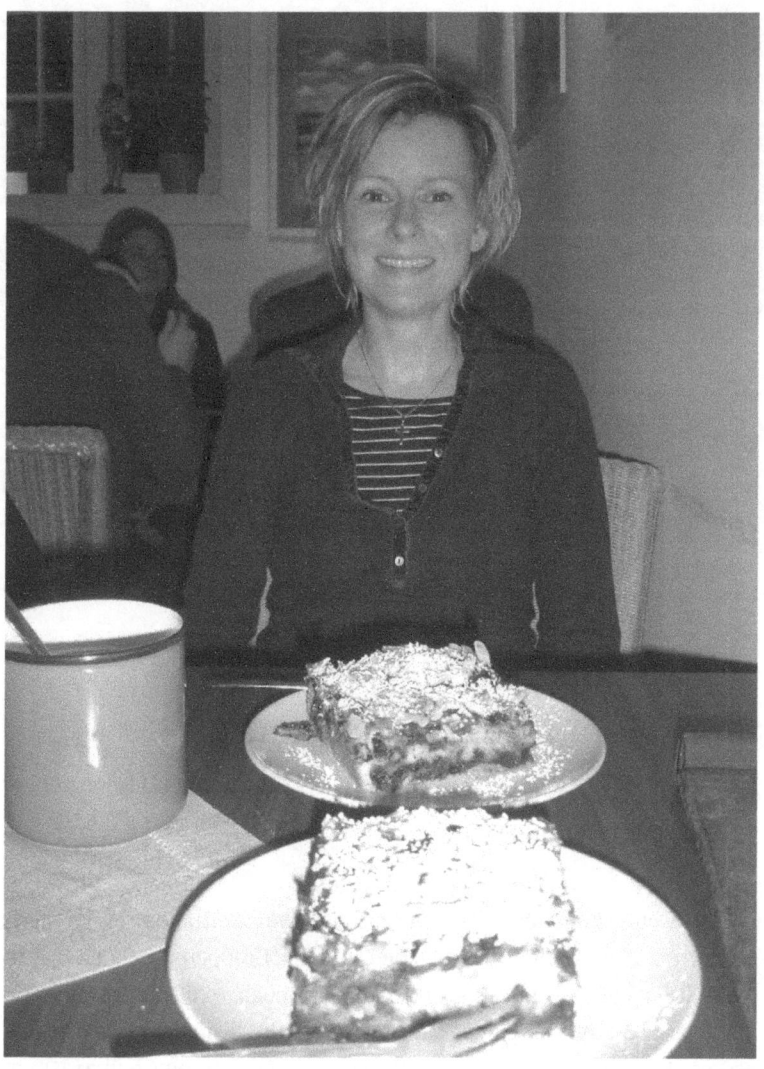

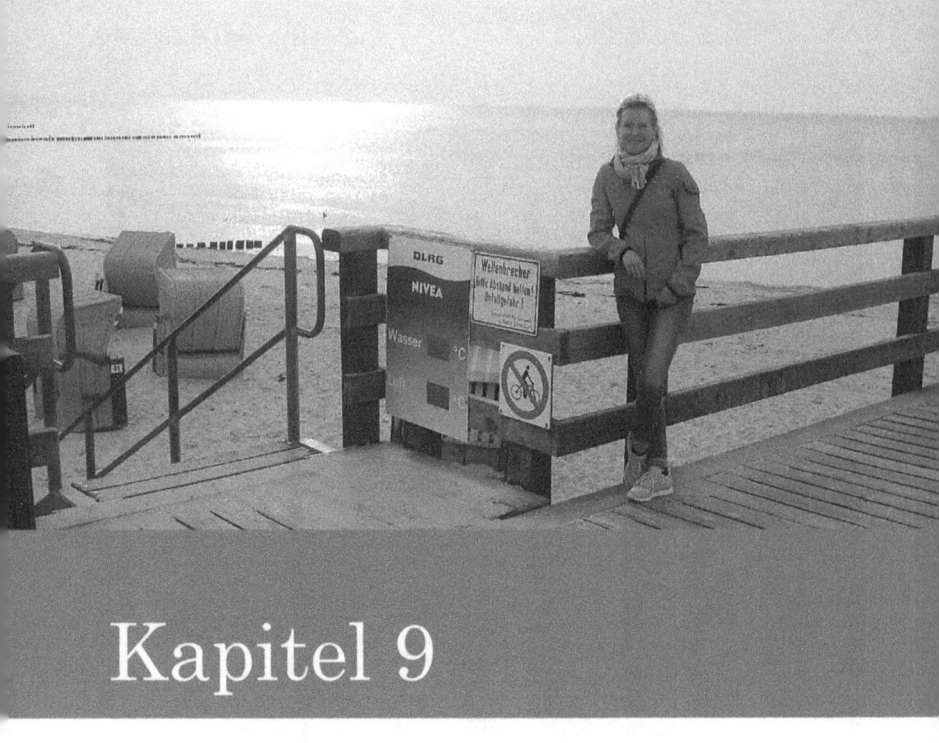

Kapitel 9

9 Mein Läuferleben heute: Bewusster leben, laufen und genießen

In der Schule gestaltete sich der wöchentliche Sportunterricht für mich als Tortur. Ich gehörte zu denjenigen, die bei Gruppenspielen als Letzte gewählt wurden. Für meine sportlichen Leistungen verdiente ich eine 10, meist reichte es für eine Fünf oder Vier. Einzig Aktivitäten, in denen eine gewisse Kondition gefordert war, retteten mich. Auch wenn ich über 100 m Sprint durchaus 18 Sekunden benötigte – eine glatte Sechs – schaffte ich über die 3.200 m auf dem Sportplatz schon mal die Note zwei. Hervorzuheben: Rumpfheben (Situps in Neudeutsch) brachten mir eine Eins ein. Schwimmend erkämpfte ich mir die Note zwei.

Laufen ist mittlerweile ein Teil von mir. Im Urlaub gehört das Joggen dazu. Auch die Laufevents werden mit einem Kurzurlaub verbunden. Ich laufe ohne Zeitziel, genieße im Wettkampf den Rausch, dabei zu sein. Auf der Laufstrecke unterhalte ich mich mit anderen Teilnehmern, überhole auch mal einen Mann. Zu jedem Tageslauf kann ich jetzt ein Geräusch, einen Duft, eine Veränderung am Wegesrand beschreiben. An die Laufzeiten erinnere ich mich nicht in jedem Fall.

Es ist wunderschön, zu leben. Ich genieße die bewundernden Blicke der Männer ob meiner Figur, schmunzele über das Kopfschütteln von Autofahrern, wenn ich bei eisigem Wind die Fußgängerampel joggend passiere. Ich sonne mich in den neidischen Blicken der Passanten, wenn ich bei 30° C im Schatten locker joggend an ihnen vorüberziehe. Heute kann ich dies, gleichgültig, was morgen sein wird.

Heute laufe ich. Vielleicht du morgen auch?

Eine Krebserkrankung verändert deinen Körper, zeigt dir deine Vergänglichkeit. Lasse dich nicht auf die Krebserkrankung reduzieren und entmutigen. Packe deine Träume an. Sei mutig genug, trotz Krebs zu laufen, lebe deine dir wirklich wichtigen Wünsche trotz Krebs ebenfalls aus. „Später" und „irgendwann" sind keine Ziele. Fokussiere dich auf die dir wichtigen Wünsche und kehre immer wieder zu diesen zurück. Es gibt Seitenschläge, Umwege, Sackgassen, und du musst auch einmal schmerzhafte Stürze verkraften. Doch die Läufermentalität lässt dich immer wieder aufstehen. Konzentriere dich auf die Dinge, die du kannst, und trauere nicht den Träumen nach, die unerfüllt bleiben.

Meine Lebenszeit kann ich nur einmal vergeben. Über den Hauptteil meiner verbleibenden Zeit entscheide bewusst ich!

10 Anhang

Zeitleiste meiner Erkrankung

KRANKHEITSVERLAUF	
09/2011	Korrekte Erstdiagnose
10/2011	Entfernung Sentinel (Wächterlymphkoten) zur Bestimmung, wie weit sich die Krebserkrankung bereits ausbreitete
26.10.2011	Beginn Chemotherapie über sechs Zyklen
15.11.2011	Kompletter Haarausfall in wenigen Stunden
07.02.2012	Ende Chemotherapie
03/2012	Brusterhaltende Operation
Ab 22.03.2012	Beginn Infusion Herceptin®, da der pathologische Befund des Tumors einige Rezeptoren aufwies, die auf das Medikament ansprechen könnten
Ab 04/2012	Betriebliche Wiedereingliederung in den Beruf und Beginn der Bestrahlung
Ende 06/2012	Ende der Bestrahlung
07/2012	Anschlussheilbehandlung in Plau am See
Ab 01/2013	Aufstockung der Arbeitszeit auf Vollzeit
04/2013	Rezidiv unter Herceptin®
05/2013	Amputation der linken Brust
06/2013	Beginn der Chemotherapie über sechs Zyklen
Ab 04.07.2013	Mit Beginn des zweiten Chemotherapiezyklus erneute Krankschreibung
18.12.2013	Letzte Chemotherapiegabe
Seit 03/2014 bis aktuell	Gabe von Zometa® (gegen Knochenmetastasen) für die nächsten acht Jahre

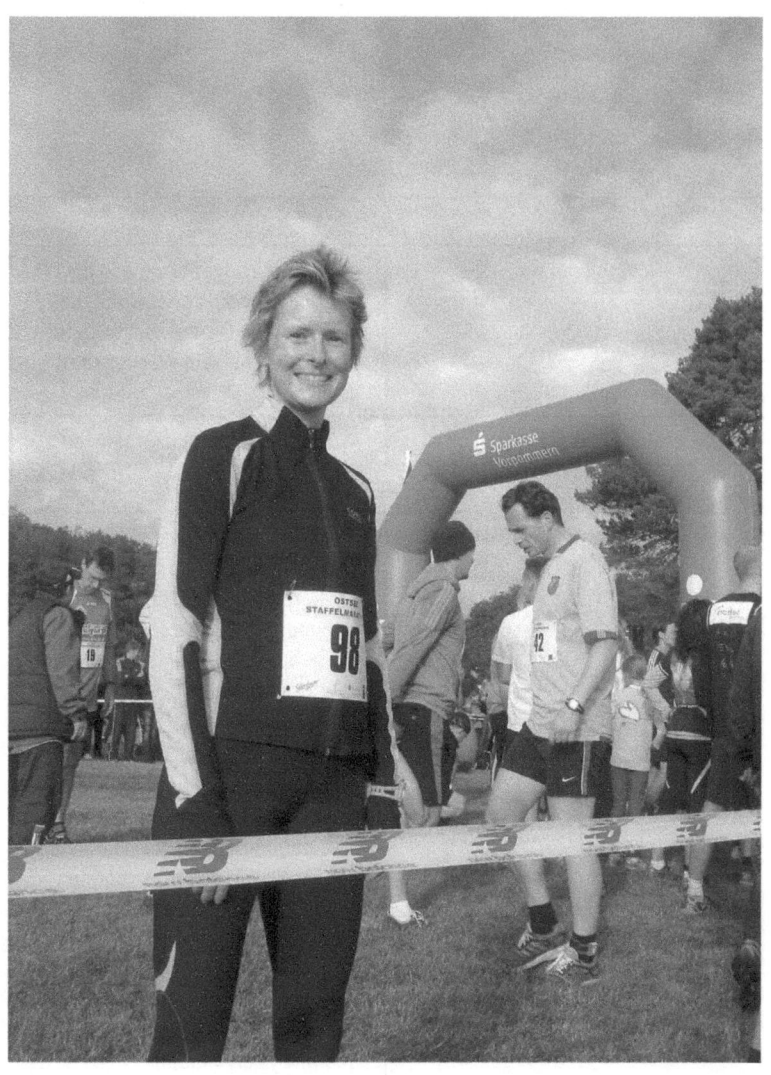

Glossar[13]

A	
Angiogenese	Der Tumor bildet Blutgefäße in das umliegende Gewebe und die umliegenden Organe, um weitere Ressourcen für sein Wachstum zu gewinnen.
Anämie	Mangel an roten Blutkörperchen
B	
Body-Mass-Index (BMI)	Verhältniszahl zwischen Körpergröße und Gewicht für die Ermittlung der Körpermasse. Der BMI dient als eine mögliche grobe Orientierungsgröße für ein eventuelles Unter- oder Übergewicht.
C	
Computertomografie (CT)	Computertomografie (CT): Spezielles Röntgenverfahren, bei dem der Körper in einzelne dünne Scheiben zerlegt wird. So können gegenüber dem klassischen Röntgenverfahren mehrdimensionale Veränderungen sichtbar gemacht und aus verschiedenen Blickwinkeln betrachtet, vergrößert und analysiert werden.

13 Alliance Healthcare Deutschland AG, 2016.

D	
E	
Echokardiografie	Herzultraschall: Mittels Herzultraschall können Entzündungen, Veränderungen und Auflagerungen der Herzklappen festgestellt werden.
Epithese	Körperersatzstück, in diesem Fall aus Silikon, das mittels Haftflächen äußerlich auf der Haut aufgebracht wird bzw. in sogenannte *Epithesen-BHs* mit speziellen Taschen eingelegt wird.
Erstanamnese	Protokoll des Arzt-Patienten-Gesprächs im Erstkontakt. Es dient dem Kennenlernen des Patienten, seinem bisherigen Krankheitsverlauf sowie der Aufzeichnung der Beschwerden und bildet idealerweise die Basis für das Vertrauensverhältnis zwischen Patient und Arzt.
Erythropoietin (EPO)	Wachstumsfaktor für die roten Blutkörperchen.
F	
Fatigue	Cancer-Fatigue ist ein körperlicher und/oder geistiger Erschöpfungszustand/Müdigkeit als Folge einer Chemotherapie und/oder Strahlentherapie, deren Ursachen noch nicht vollständig geklärt sind.
G	
Granulozyten	Grobkörnige weiße Blutkörperchen.

H	
Hämoglobin	Protein, das dem Sauerstofftransport im Körper zu den Organen dient.
HER2 (humaner epidermaler Wachstumsfaktorrezeptor 2)	HER2 stimuliert das Zellwachstum und hemmt den Zelltod. Bei einer starken Ausprägung von HER2-Rezeptoren auf Tumorzellen wird das Krebswachstum sowie die Zellteilung begünstigt. Eine Blockierung dieses Rezeptors verringert/verhindert unter Umständen die Teilung der Krebszellen.
Herceptin® (Trastuzumab)	Wirkstoff Trastuzumab blockiert den HER2-Rezeptor, sofern dieser auf Krebszellen vorhanden ist.
Hormontherapie	Wegnahme (ablative Hormontherapie), Gabe (additive Hormontherapie) oder Behandlung mit gegengeschlechtlichen (paradoxe Hormontherapie) Hormonen als ergänzende Therapie zur Chemotherapie, um die Ausbreitung von auf Hormone ansprechenden Krebszellen zu verhindern.
I	
J	
K	
Kortison (Cortison)	Kortison ist ein körpereigenes Hormon und wird auch als Medikament verabreicht. Im Rahmen einer Chemotherapie dient Kortison vor allem dem Abbau von Entzündungen.

L	
Lymphdrainage	Entstauungstherapie: Durch Griff-, Druck- und Entspannungstechniken wird der Lymphfluss in der jeweiligen Körperregion aktiviert, um bspw. nach operativen Entfernungen von Lymphknoten im betreffenden Körperbereich einen Lymphstau zu verhindern bzw. zu mindern.
Lymphozyten	Gedächtniszellen
M	
Makrophagen	Sogenannte *Fresszellen*, die als weiße Blutkörperchen an der Immunabwehr beteiligt sind und körperfremde Erreger identifizieren und zu deren Beseitigung beitragen.
Metabolic Equivalent Task (MET)	Einheit für die Messung der Stoffwechselaktivität. 1 MET entspricht dem Verbrauch von 1 Kilokalorie je Kilogramm Körpergewicht pro Stunde.
Monozyten	Größte weiße Blutkörperchen.
N	
Neoadjuvante Chemotherapie	Einsatz einer Chemotherapie vor dem operativen Eingriff, um den Tumor zu verkleinern, ein Ansprechen der Krebszellen auf die Therapie zu bestätigen bzw. eine Operation überhaupt erst zu ermöglichen.
O	
Osteoporose	Knochenschwund

P	
Port	Kunststoffkammer mit Katheter für die Zuführung der Chemotherapeutika.
Progressive Muskelrelaxation (PMR)	Spezielles Entspannungsprogramm, das durch gezieltes Anspannen und Entspannen einzelner Muskelgruppen zum Stressabbau beitragen kann.

Q	

R	
Rezidiv	Rückfall/erneutes Auftreten einer Krankheit.

S	
Skelettszintigrafie	Bildgebendes Verfahren zur Funktions- und Lokalisationsdiagnostik, bei dem eine radioaktive Substanz als Kontrastmittel verabreicht wird.
Skoliose	Seitliche Verbiegung der Wirbelsäule bei gleichzeitiger Verdrehung der Wirbel.
Stanzbiopsie	Gewebeentnahme mittels Stanzgerät/Punktionsnadel.

T	
T-Zellen	„Blutpolizisten". Produktion in der Thymusdrüse. Abwehrzellen, die im Blutkreislauf zirkulieren und körperfremde Erreger vernichten.
Triple-negativer Brustkrebs	Tumore, deren Zelloberflächen keine Hormonrezeptoren für Östrogene und Progesterone sowie den humanen epidermalen Wachstumsfaktorrezeptor 2 (HER2) aufweisen.

U	
URANIA	Gesellschaft zur Verbreitung wissenschaftlicher Erkenntnisse in der ehemaligen Deutschen Demokratischen Republik (DDR).
V	
W	
Wächterlymphknoten (Sentinel)	Lymphknoten, die an erster Stelle zum Tumorgewebe liegen und ggf. über den Ablauf der Lymphflüssigkeit Krebszellen verteilen. Sind die Wächterlymphknoten frei von Krebszellen, ist die Metastasierung des Tumors unwahrscheinlicher.
X	
Y	
Z	
Zometa®	Wirkstoff Zoledronsäure, der den Abbau von Knochengewebe hemmt. Dieser Arzneistoff wird beispielsweise bei der Behandlung von Osteoporose oder Knochenmetastasen eingesetzt.
Zyste	Gewebskapsel mit (zähflüssigem) Inhalt.
Zytokine	Oberbegriff für körpereigene Substanzen, die während der Immunarbeit im Körper freigesetzt werden.
Zytostatika	Pharmazeutische Wirkstoffe, die die Zellteilung und das Zellwachstum hemmen.

Literaturverzeichnis

4Bone Health (2017). *Expert insights on osteoporosis.* Zugriff am 11. Dezember 2017 unter http://www.4bonehealth.org/education/osteoporosis/

Adamitez, I. (2014). Schonen bei Krebs war gestern: Sport bei Krebspatienten. *Continuing Medical Education, 11* (2), 63-72. Zugriff am 04. April 2016 unter: https://doi.org/10.1007/s11298-014-0003-4

Ainsworth, B. E., Haskell, W. L. & Whitt, M. C. et al. (2000). Compendium of physical activities: An update of activity codes and MET intensities. *Medicine and Science in Sports and Exercise, 32* (Supplement 9), S498-S504. Zugriff am 15. Dezember 2017 unter http://scholar.google.de/scholar_url?url=https://pdfs.semanticscholar.org/314e/dc8553c9a5920a14eb799b67c2a11e07b8bf.pdf&hl=de&sa=X&scisig=AAGBfm07hppZSfGaJJM4aRVHF1aOzIMr4w&nossl=1&oi=scholarr&ved=0ahUKEwjls5S4_4vYAhVCIVAKHV94D4gQgAMIJigAMAA

Alliance Healthcare Deutschland AG (2016). www.gesundheit.de. *Von Roche Lexikon Medizin.* Zugriff am 13. April 2016 unter http://www.gesundheit.de/lexika/medizin-lexikon/anaemia

Ancoli-Israel, S. (2015). Sleep disturbances in cancer: A review. *Sleep Medicine Research, 6* (2), 45-49. Zugriff am 27. März 2016 unter https://doi.org/10.17241/smr.2015.6.2.45

Ancoli-Israel, S., Moore, P. J. & Jones, V. (2001). The relationship between fatigue and sleep in cancer patients: A review. *European Journal of Cancer Care, 10* (4), 245-255. Zugriff am 27. März 2016 unter https://doi.org/10.1046/j.1365-2354.2001.00263.x

Andersen, B. L. (2002). Biobehavioral outcomes following psychological interventions for cancer patients. *Journal of Consulting and Clinical Psychology, 70* (3), 590-610. Zugriff am 27. März 2016 unter https://doi.org/10.1037//0022-006X.70.3.590

Anderson, N. B. & Armstead, C. A. (1995). Toward understanding the association of socioeconomic status and health: A new challenge for the biopsychosocial approach. *Psychosomatic Medicine, 57* (3), 213-225.

Ärzte Zeitung (2001). Sport ist bei Krebs trotz Zytostatika sinnvoll. *Ärzte Zeitung, 224*, 1. Zugriff am 11. Dezember 2017 unter https://www.wiso-net.de/document/AEZT__000191305

Ärzte Zeitung. (2002). Sport nach Krebs hilft gegen Schwäche, Müdigkeit und Atemnot. *Ärzte Zeitung, 10*, 12. Zugriff am 04. April 2016 unter https://www.wiso-net.de/document/AEZT__000194904

Ärzte Zeitung. (2005). Sport ist bei Fieber zwei Wochen tabu. *Ärzte Zeitung, 201*, 4. Zugriff am 03. April 2016 unter https://www.wiso-net.de/document/AEZT__000380475

Ärzte Zeitung. (2010). Symptomatische Anämie bei Krebs erfordert supportive Therapie. *Ärzte Zeitung, 133*, 10. Zugriff am 04 April 2016 unter https://www.wiso-net.de/document/AEZT__000612357

Avvenuti, G., Baiardini, I. & Giardini, A. (2016). Optimism's explicative role for chronic diseases. Frontiers, *Psychology, 295* (7), 1-9. Zugriff am 06. April 2016 unter https://www.frontiersin.org/articles/10.3389/fpsyg.2016.00295/full sowie unter https://doi.org/10.3389/fpsyg.2016.00295

Ballard-Barbash, R., Friedenreich, C. M. & Courneya, K. S. et al. (2012). Physical activity, biomarkers, and disease outcomes in cancer survivors: A systematic review. *Journal of the National Cancer Institute, 104* (11), 815-840. Zugriff am 05. April 2016 unter https://doi.org/10.1093/jnci/djs207

Banzer, W. & Jäger, E. (2009). Krebs: Bewegung tut gut. Leichter Sport fördert körperliches und psychisches Wohlbefinden. *Forschung aktuell, 27* (3), 77-79. Zugriff am 12. Februar 2016 unter http://publikationen.ub.unifrankfurt.de/frontdoor/index/index/docId/7424

Baumann, F. T., Hallek, M. & Meyer, J. et al. (2015). Onkologische Trainings- und Bewegungstherapie (OTT). *Deutsche Medizinische Wochenschrift, 140* (19), 1457-1461. Zugriff am 22. März 2016 unter https://doi.org/10.1055/s-0041-104465

Baumann, F. T., Schüle, K., Kraut, L., et al. (2005). Auswirkungen von Bewegungstherapie bei und nach Knochen-/Stammzellentransplantation. Deutsche *Zeitschrift für Onkologie, 37* (4), 152-158. Zugriff am 12. Februar 2016 unter https://doi.org/10.1055/s-2005-918019

Belle, S. v., Paridaens, R. & Evers, G. et al. (2005). Comparison of proposed diagnostic criteria with FACT-F and VAS for cancer-related fatigue: Proposal for use as a screening tool. *Supportive Care in Cancer, 13* (4), 246-254. Zugriff am 16.12.2015 unter https://doi.org/10.1007/s00520-004-0734-y

Bernhörster, M., Rosenhagen A. & Vogt, L. et al. (2011). Marathon run under chemotherapy: Is it possible? *Onkologie, 34* (5), 259-261, Zugriff am 21. März 2016 unter https://doi.org/10.1159/000327804

Biddle, S. J., & Mutrie, N. (2008). *Psychology of physical activity: Determinants, well-being and interventions* (2. Auflage). London: Routledge.

Bredahl, E. C., Pfannenstiel, K. B. & Quinn, C. J. et al. (2016). Effects of exercise on doxorubicin-induced skeletal muscle dysfunction. *Medicine and Science in Sports and Exercise, 48* (8), 1468-1473. Zugriff am 11. Dezember 2017 unter https://www.ncbi.nlm.nih.gov/pubmed/27015384 oder unter https://doi.org/10.1249/MSS.0000000000000926

Brinkworth, G. D., Luscombe-Marsh, N. D. & Thompson, C. H. et al. (2016). Long-term effects of very low-carbohydrate and highcarbohydrate weight-loss diets on psychological health in obese adults with type 2 diabetes: Randomized controlled trial. *Journal of Internal Medicine, 280* (4), 388-397. Zugriff am 11. Dezember 2017 unter https://doi.org/10.1111/joim.12501

Bullen, B. A., Skrinar, G. S. & Beltins, I. Z. et al. (1985). Induction of menstrual disorders by strenuous exercise in untrained women. *New England Journal of Medicine, 312* (21), 1349-1353. Zugriff am 11. Dezember 2017 unter https://doi.org/10.1056/NEJM198505233122103

Campbell, A., Mutrie, N. & White, F. et al. (2005). A pilot study of a supervised group exercise programme as a rehabilitation treatment for women with breast cancer receiving adjuvant treatment. *European Journal of Oncology Nursing, 9* (1), 56-63. Zugriff am 22. März 2016 unter http://www.sciencedirect.com/science/article/pii/S1462388904000250?via%3Dihub oder unter https://doi.org/10.1016/j.ejon.2004.03.007

Casla, S., Hojman, P. & Márquez-Rodas, I. et al. (2015). Running away from side effects: Physical exercise as a complementary intervention for breast cancer patients. *Clinical and Translational Oncology, 17* (3), 180-196. Zugriff am 07. April 2016 unter https://doi.org/10.1007/s12094-014-1184-8

Chen, X., Zheng, Y. & Zheng, W. et al. (2009). The effect of regular exercise on quality of life among breast cancer survivors. *American Journal of Epidemiology, 170* (7), 854-862. Zugriff am 10. März 2016 unter https://doi.org/10.1093/aje/kwp209

Cheung, Y. L., Molassiotis, A. & Chang, A. M. (2003). The effect of progressive muscle relaxation training on anxiety and quality of life after stoma surgery in colorectal cancer patients. *Psycho-Oncology, 12* (3), 254-266. Zugriff am 06. April 2016 unter http://dx.doi.org/10.1002/pon.638

Chopra, I. & Kamal, K. M. (2012). A systematic review of quality of life instruments in long-term breast cancer survivors. *Health and Quality of*

Life Outcomes, 10 (14), 1-15. Zugriff am 09. März 2016 unter https://
doi.org/10.1186/1477-7525-10-14

Cohen, L., Warneke, C., & Fouladi, R. T. et al. (2004). Psychological ad-
justment and sleep quality in a randomized trial of the effects of a
Tibetian Yoga intervention in Patients with Lymphoma. *Cancer,
100* (10), 2253-2260. Zugriff am 07. April 2016 unter http://doi.
org/10.1002/cncr.20236

Coleman, E., Coon, S. & Hall-Barrow, J. et al. (2003). Feasibility of exercise during treatment for multiple myeloma. *Cancer Nursing, 26* (5),
410-419. Zugriff am 05. April 2016 unter https://www.researchgate.
net/publication/8929333_Feasibility_of_Exercise_During_Treatment_
for_Multiple_Myeloma oder unter https://doi.org/10.1097/0000
2820-200310000-00012

Courneya, K. S. (2003). Exercise in cancer survivors: An overview of research. *Official Journal of the American College of Sports Medicine, 35* (11), 1846-1852, Zugriff am 04. April 2016 unter https://
www.researchgate.net/publication/9023117_Exercise_in_Cancer_
Survivors_An_Overview_of_Research, doi:10.1249/01.MSS.00000
93622.41587.B6

Courneya, K. S., Friedenreich, C. M. & Sela, R. A. et al. (2002). Correlates of adherence and contamination in a randomized controlled trial
of exercise in cancer survivors: An application of the theory of plan-
ned behavior and the five factor model of personality. *Annals of Behavioral Medicine, 24* (4), 257-268. Zugriff am 30. März 2016 unter
https://doi.org/10.1207/S15324796ABM2404_02

Courneya, K. S., Mackey, J. R. & Bell, G. J. et al. (2003). Randomized controlled trial of exercise training in postmenopausal breast cancer
survivors: Cardiopulmonary and quality of life outcomes. *Journal of
Clinical Oncology, 21* (9), 1660-1668. Zugriff am 01. April 2016 unter
https://doi.org/10.1200/JCO.2003.04.093

Courneya, K. S., McKenzie, D. C. & Reid, R. D. et al. (2008). Barriers to supervised exercise training in a randomized controlled trial of breast cancer patients receiving chemoterapy. *Annals of Behavioral Medicine, 35* (1), 116-122. Zugriff am 30. März 2016 unter https://doi.org/10.1007/s12160-007-9009-4

Csikszentmihalyi, M. & LeFevre, J. (1989). Optimal experience in work and leisure. *Journal of Personality and Social Psychology, 56* (5), 815-822. Zugriff am 14. April 2015 unter http://psycnet.apa.org/record/1989-27920-001 oder unter https://doi.org/10.1037/0022-3514.56.5.815

Dahl, A. A. (2010). Link between personality and cancer. *Future Oncology, 6* (5), 691-707. Zugriff am 06. Mai 2015 unter https://doi.org/10.2217/fon.10.31

Davidson, T. G. (1998). Anemia and fatigue in cancer patients. *Journal of Oncology Pharmacy Practice, 4* (Supplement 4), S5-S11. Zugriff am 04. April 2016 unter https://doi.org/10.1177/1078155298004004S02

Davies, N. J., Batehup, L. & Thomas, R. (2011). The role of diet and physical activity in breast, colorectal, and prostate cancer survivorship: A review of the literature. *British Journal of Cancer, 105* (Supplement), S52-S73. Zugriff am 06. April 2016 unter https://doi.org/10.1038/bjc.2011.423

Dennett, A. M., Pairis, C. L. & Shields et al. (2016). Moderate intensity exercise reduces fatigue and improves mobility in cancer survivors: A systematic review and meta-regression. *Journal of Physiotherapy, 62* (2), 68-82. Zugriff am 12. Dezember 2017, unter https://doi.org/10.1016/j.jphys.2016.02.012

Deutsche Gesellschaft für Ernährung e. V. (2013). *Vollwertig essen und trinken nach den 10 Regeln der DEG.* Zugriff am 06. April 2016 unter https://www.dge.de/fileadmin/public/doc/fm/10-Regeln-der-DGE.pdf

Deutsche Krebshilfe. (2017). *Die blauen Ratgeber. BEWEGUNG UND SPORT BEI KREBS*. Bonn, Zugriff am 12. Dezember 2017 unter https://www.krebshilfe.de/fileadmin/Downloads/PDFs/Blaue_Ratgeber/048_0077.pdf

Deutsche Rentenversicherung Bund. (2015). *Rehabilitationssport und Funktionstraining*. Zugriff am 04. April 2016 unter http://www.deutsche-rentenversicherung.de/Allgemein/de/Inhalt/5_Services/04_formulare_und_antraege/_pdf/G0850.html

Deutsche Rentenversicherung Bund. (2017). *Rehabiliationszentren der Deutschen Rentenversicherung Bund*. Zugriff am 12. Dezember 2017 unter http://www.deutsche-rentenversicherung.de/Bund/de/Inhalt/Allgemeines/adressen/kliniken/klinken_der_drv_bund_S.html

Dimeo, F. (2000). Exercise for cancer patients: A new challenge in sports medicine. *British Journal of Sports Medicine, 34* (3), 160-161. Zugriff am 26. Februar 2016 unter https://doi.org/10.1136/bjsm.34.3.160

Dimeo, F. C. (2011a). Bedeutung von Sport in der onkologischen Akutbehandlung. *FORUM, 26* (3), 31-33. Zugriff am 21. März 2016 unter https://doi.org/10.1007/s12312-011-0607-5

Dimeo, F. C. (2011b). Marathon running during chemotherapy: Where are the limits? *Onkologie, 34* (5), 230. Zugriff am 21. März 2016 unter https://doi.org/10.1159/000327921

Dimeo, F. C., Stieglitz, R. D. & Novelli-Fischer, U. et al. (1999). Effects of physical activity on the fatigue and psychologic status of cancer patients during chemotherapy. *Cancer, 85* (10), 2272-2277. Zugriff am 12. Dezember 2017 unter https://doi.org/10.1002/(SICI)1097-0142(19990515)85:10<2273::AID-CNCR24>3.0.CO;2-B

Dimeo, F., Thiel, E. & Böning, D. (1999). Körperliche Aktivität in der Rehabilitation von onkologischen Patienten: Die Rolle des aeroben Trainings. *Deutsches Ärzteblatt, 96* (20), 1340-1345. Zugriff am 01. April 2016 unter https://www.wiso-net.de/document/DAE__17314

Dizon, S. D. (2009). Quality of life after breast cancer: Survivorship and sexuality. *The Breast Journal, 15* (5), 500-504. Zugriff am 31. März 2016 unter https://doi.org/10.1111/j.1524-4741.2009.00766.x

Drolet, M., Maunsell, E. & Brisson, J. et al. (2005). Not working 3 years after breast cancer: Predictors in a population-based study. *Journal of Clinical Oncology, 23* (33), 8305-8312. Zugriff am 08. April 2016 unter https://doi.org/10.1200/JCO.2005.09.500

Emery, C. F., Yang, H.-C. & Frierson, G. M. et al. (2009). Determinants of physical activity among women treated for breast cancer in a 5-year longitudinal study follow-up investigation. *Psycho-Oncology, 18* (4), 377-386. Zugriff am 06. April 2016 unter https://doi.org/10.1002/pon.1519

Empfehlung des Robert-Koch-Instituts. (2004). Bedeutung von Zytokin-bestimmungen in der umweltmedizinischen Praxis. *Bundesgesundheitsblatt, 47* (1), 73-79, Zugriff am 21. März 2016 unter www.apug.de/archiv/pdf/meth_kom_qs_zytokin.pdf oder unter https://doi.org/10.1007/s00103-003-0758-3

Eskelinen, M. & Ollonen, P. (2011). Assessment of 'cancer-prone personality' characteristics in healthy study subjects and in patients with breast disease and breast cancer using the Commitment Questionnaire: A prospective case – control study in Finland. *Anticancer Research International Journal of Cancer Research and Treatment, 31* (11), 4013-4017, Zugriff am 06. April 2016 unter http://ar.iiarjournals.org/content/31/11/4013.long

Evans, M., Bryant, S. & Huntley, A. L. et al. (2016). Cancer patients' experiences of using mistletoe (viscum album): A qualitative systematic review and synthesis. *The Journal of Alternative and Complementary Medicine, 22* (2), 134-144. Zugriff am 12. Dezember 2017 unter https://doi.org/10.1089/acm.2015.0194 sowie unter https://www.researchgate.net/profile/Gene_Feder/publication/287483584_Cancer_Patients%27_Experiences_of_Using_Mistletoe_Viscum_

album_A_Qualitative_Systematic_Review_and_Synthesis/
links/56a5d68f08ae232fb20976d1/Cancer-Patients-Experiences-of-
Using-Mistletoe-Viscum-album-A-Qualitative-Systematic-Review-and-
Synthesis.pdf

Eyigor, S. & Kanyilmaz, S. (2014). Exercise in patients coping with breast cancer: An overview. *World Journal of Clinical Oncology, 5* (3), 406-411. Zugriff am 11. April 2016 unter https://doi.org/10.5306/wjco.v5.i3.406

Fairey, A. S., Courneya, K. S. & Field, C. J. et al. (2002). Physical exercise and immune system function in cancer survivors. *Cancer, 94* (2), 539-551. Zugriff am 05. April 2016 unter https://doi.org/10.1002/cncr.10244

Fong, S. S., Ng, S. S. & Lee, H. W. et al. (2015). The effects of a 6-month tai chi qigong training program on temporomandibular, cervical, and shoulder joint mobility and sleep problems in nasopharyngeal cancer survivors. *Integrative Cancer Therapies, 14* (1), 16-25. Zugriff am 10. April 2016 unter https://doi.org/10.1177/1534735414556508

Frankfurter Rundschau. (2011). *Ein Held, der das Leben liebte. Zum Tode von Vaclav Havel.* Zugriff am 22. Februar 2016 unter http://www.fr-online.de/politik/zum-tode-von-vaclav-havel-ein-held-der-das-leben-liebte,1472596,11324680.html

Garcia, D. O. & Thomson, C. A. (2014). Physical activity and cancer survivorship. *Nutrition in Clinical Practice, 29* (6), 768-779. Zugriff am 30. März 2016 unter https://doi.org/10.1177/0884533614551969

Gaudine, A., Sturge-Jacobs, M. & Kennedy, M. (2003). The experience of waiting and life during breast cancer follow-up. *Research and Theory of Nursing Practice, 17* (2), 153-168. Zugriff am 12. Dezember 2017 unter https://doi.org/10.1891/rtnp.17.2.153.53172

Gotay, C. C., Korn, E. L. & McCabe, M. S. et al. (1992). Quality-of-life assessment in cancer treatment protocols: Research issues in protocol development. *Journal of the National Cancer Institute, 84* (8), 575-579. Zugriff am 29. März 2016 unter https://doi.org/10.1093/jnci/84.8.575

Grabenbauer, A., Grabenbauer, A. J. & Lengenfelder, R. et al. (2016). Feasibility of a 12-month-exercise intervention during and after radiation and chemotherapy in cancer patients: Impact on quality of life, peak oxygen consumption, and body composition. *Radiation Oncology, 11* (1), 1-7. Zugriff am 23. März 2016 unter https://www.infona.pl/resource/bwmeta1.element.springer-doi-10_1186-S13014-016-0619-5, doi:10.1186/s13014-016-0619-5

Hacker, E. (2009). Exercise and quality of life: Strengthening the connections. *Clinical Journal Oncology Nursing, 13* (1), 31-39. Zugriff am 08. März 2016 unter https://doi.org/10.1188/09.CJON.31-39

Hanai, A., Ishiguro, H. & Sozu, T. et al. (2016). Effects of a selfmanagement program on antiemetic-induced constipation during chemotherapy among breast cancer patients: A randomized controlled clinical trial. *Breast Cancer Research and Treatment, 155* (1), 99-107. Zugriff am 27. März 2016 unter https://doi.org/10.1007/s10549-015-3652-4

Haus Leben Leipzig im Haus Leben e. V. (o. J.). *Kontakt.* Zugriff am 03. März 2016 unter http://hausleben.org

Hefferon, K., Murphy, H. & McLeod et al. (2013). Understanding barriers to exercise implementation 5-year post-breast cancer diagnosis: A large-scale quality study. *Health Education Research, 28* (5), 843-856. Zugriff am 07. April 2016 unter https://doi.org/10.1093/her/cyt083

Hillebrand, K. (2004). Ausdauertraining in der Onkologie. *physiopraxis, 2* (9), 26-29. Zugriff am 01. April 2016 unter https://doi.org/10.1055/s-0032-1307841

Holmes, M. D., Chen, W. Y. & Feskanich, D. et al. (2005). Physical activity and survival after breast cancer diagnosis. *The Journal of the American*

Medical Association, 293 (20), 2479-2486. Zugriff am 22. März 2016 unter https://jamanetwork.com/journals/jama/fullarticle/200955 oder unter https://doi.org/10.1001/jama.293.20.2479

Horgan, O., Holcombe, C. & Salmon, P. (2011). Experiencing positive change after a diagnosis of breast cancer: A grounded theory analysis. *Psychooncology, 20* (10), 1116-1125. Zugriff am 13. April 2016 unter https://doi.org/10.1002/pon.1825

Hu, C., Zhang, H., Wu, W. & et al. (2016). Acupuncture for pain management in cancer: A systematic review and meta-analysis. *Evidence-Based Complementary and Alternative Medicine*, 2016, 1-13. Zugriff am 10. April 2016 unter http://dx.doi.org/10.1155/2016/1720239

Humpel, N. & Iverson, D. (2007). Depression and quality of life in cancer survivors: Is there a relationship with physical activity? *The International Journal of Behavioral Nutrition and Physical Activity, 4* (65), 1-10. Zugriff am 05. April 2016 unter https://doi.org/10.1186/1479-5868-4-65

Hutton, B., Yazdi, F. & Bordeleau, L. et al. (2015). Comparison of physical interventions, behavioral interventions, natural health products, and pharmacologics to manage hot flashes in patients with breast or prostate cancer: Protocol for a systematic review incorporating network meta-analyses. *Systematic Reviews, 114* (4), 1-7. Zugriff am 27. März 2016 unter https://doi.org/10.1186/s13643-015-0099-y

Huy, C., Schmidt, M. E. & Vrieling, A. et al. (2012). Physical activity in a German breast cancer patient cohort: One-year trends and characteristics associated with change in activity level. *European Journal of Cancer, 48* (3), 297-304. Zugriff am 10. März 2016 unter https://doi.org/10.1016/j.ejca.2011.08.005

Hvid, T., Lindegaard, B. & Winding, K. et al. (2016). Effect of a 2-year home-based endurance training intervention on physiological function and PSA doubling time in prostate cancer patients. *Cancer Causes*

Control, 27 (2), 165-174. Zugriff am 05. April 2016 unter https://doi. org/10.1007/s10552-015-0694-1

Ibrahim, E. M. & Al-Homaidh, A. (2011). Physical activity and survival after breast cancer diagnosis: Meta-analysis of published studies. *Medical Oncology, 28* (3), 753-765. Zugriff am 04. April 2016 unter https://doi.org/10.1007/s12032-010-9536-x

Irwin, M. L., McTiernan, A. & Bernstein, L. et al. (2004). Physical activity levels among breast cancer survivors. *Medicine and Science in Sports and Exercise, 36* (9), 1484-1491. Zugriff am 24. März 2016 unter https://www.ncbi.nlm.nih.gov/pmc/articles/PMC3000611/

Irwin, M. R., Fabian, C. & McTiernan, A. (2015). Risk reduction from weight management and physical activity interventions. In P. A. Ganz (Ed.), *Improving outcomes for breast cancer survivors* (pp. 193-212). Heidelberg, Springer-Verlag. Zugriff am 30. März 2016 unter https://doi. org/10.1007/978-3-319-16366-6_13

Islam, T., Dahlui, M. & Majid, A. H. et al. (2014). Factors associated with return to work of breast cancer survivors: A systematic review. *BMC Public Health Supplement, 14* (Supplement 3), 1-13. Zugriff am 08. März 2016 unter https://doi.org/10.1186/1471-2458-14-S3-S8

Jacobson, E. (1977). The origins and development of progressive relaxation. *Journal of Behavior Therapy and Experimental Psychiatry, 8* (2), 119-123. Zugriff am 06. April 2016 unter http://dx.doi. org/10.1016/0005-7916(77)90031-3

Johns, C., Seav, S. M. & Dominick, S. A. et al. (2016). Informing hot flash treatment decisions for breast cancer survivors: A systematic review of randomized trials comparing active interventions. *Breast Cancer Research and Treatment,* 1-12. Zugriff am 11. April 2016 unter https://doi.org/10.1007/s10549-016-3765-4

Jones, L. W. & Alfano, C. M. (2013). Exercise-oncology research: Past, present, and future. *Acta Oncologica, 52* (2), 195-215. Zugriff am 23. März 2016 unter http://dx.doi.org/10.3109/028418 6X.2012.742564

Joung, F. (2014). *Training trotz Krankheit: Besser auf den Körperfunk hören.* Zugriff am 01. April 2016 unter http://www.spiegel.de/gesundheit/ernaehrung/training-mit-krankheitdarf-man-laufen-oder-eher-nicht-a-1006025.html

Kagawa-Singer, M. (1993). Redefining health: Living with cancer. *Social Science and Medicine, 37* (3), 295-304. Zugriff am 13. Dezember 2017 unter https://doi.org/10.1016/0277-9536(93)90261-2

Kanera, I. M., Bolman, C. A., Mesters, I. & et al. (2016). Prevalence and correlates of healthy lifestyle behaviors among early cancer survivors. *BioMed Central Cancer, 16* (4), 1-18. Zugriff am 08. April 2016 unter https://doi.org/10.1186/s12885-015-2019-x

Kartolo, A., Cheng, S. & Petrella, T. (2016). Motivation and preferences of exercise programmes in patients with inoperable metastatic lung cancer: A need assessment. *Supportive Care in Cancer, 24* (1), 129-137. Zugriff am 15. Dezember 2017 unter https://doi.org/10.1007/s00520-015-2767-9

Keller, J., Burkert, S. & Wiedemann, A. U. et al. (2015). Individual and dyadic planning predicting pelvic floor exercise among prostate cancer survivor. *Rehabilitation Psychology, 60* (3), 222-231. Zugriff am unter https://doi.org/10.1037/rep0000047

Klein, P. J., Schneider, R. & Rhoads, C. J. (2016). Qigong in cancer care: A systematic review and construct analysis of effective Qigong therapy. *Supportive Care in Cancer, 24* (7), 3209-3222. Zugriff am 13. Dezember 2017 unter https://doi.org/10.1007/s00520-016-3201-7

Knols, R., Aaronson, N. K., Uebelhart, D. & et al. (2005). Physical exercise in cancer patients during and after medical treatment: A systematic review of randomized and controlled clinical trials. *Journal of Clinical Oncology, 23* (16), 3830-3842. Zugriff am 22. März 2016 unter https://doi.org/10.1200/JCO.2005.02.148

Krebs Symposium Marburg 16.11.2001. (2002). Krebs und Sport. *Der Onkologe, 8* (1), 79-84. Zugriff am 29. März 2016 unter https://doi.org/10.1007/s761-002-8195-8

Krebsverband Baden-Württemberg e. V. (2016). *Sport, Bewegung und Krebs. Ein Ratgeber für mehr Sport im Leben - auch mit oder nach Krebs!* Stuttgart, Heidelberg: Krebsverband Baden-Württemberg e. V. Zugriff am 13. Dezember 2017 unter http://www.krebsverband-bw.de/mehr-wissen-besser-leben/praevention/sport-und-bewegung/

Lahart, I. M., Metsios, G. S. & Nevil, M. A. et al. (2015). Physical activity, risk of death and recurrence in breast cancer survivors: A systematic review and meta-analysis of epidemiological studies. *Acta Oncologica, 54* (5), 635-654. Zugriff am 24. März 2016 unter http://dx.doi.org/10.3109/0284186X.2014.998275

Lam, K. K., Li, W. H. & Chiu, S. Y. et al. (2016). The impact of cancer and its treatment on physical activity levels and quality of life among young Hong Kong Chinese cancer patients. *European Journal of Oncology Nursing, 21* (4), 83-89. Zugriff am 29. März 2016 unter https://doi.org/10.1016/j.ejon.2016.01.007

Lemanne, D., Cassileth, B. & Gubili, J. (2013). The role of physical activity in cancer prevention, treatment, recovery, and survivorship. *Oncology (Williston Park), 27* (6), 580-585. Zugriff am 15. Dezember 2017 unter http://www.cancernetwork.com/survivorship/role-physical-activity-cancer-prevention-treatment-recovery-and-survivorship

Lesi, G., Razzini, G. & Musti, M. A. et al. (2016). Acupuncture as an integrative approach for the treatment of hot flashes in women with breast cancer: A prospective multicenter randomized controlled trial (AcCliMaT). *Journal Clinical Oncology, 34* (15), 1795-1805. Zugriff am 13. Dezember 2017 unter https://doi.org/10.1200/JCO.2015.63.2893

Lilliehorn, S., Hamberg, K. & Kero, A. et al. (2013). Meaning of work and the returning process after breast cancer: A longitudinal study of 56 women. *Scandinavian Journal of Caring Sciences, 27* (2), 267-274.

Zugriff am 13. Dezember 2017 unter https://doi.org/10.1111/j.1471-6712.2012.01026.x

Loughney, L., West, M. A. & Kemp, G. J. et al. (2015). Exercise intervention in people with cancer undergoing adjuvant cancer treatment following surgery: A systematic review. *European Journal of Surgical Oncology (EJSO), 41* (12), 1590-1602. Zugriff am 23. März 2016 unter http://www.sciencedirect.com/science/article/pii/S0748798315007258?via%3Dihub oder unter https://doi.org/10.1016/j.ejso.2015.08.153

Lucia, A., Earnest, C. & Pérez, M. (2003). Cancer-related fatigue: Can exercise physiology assist oncologists? *The Lancet Oncology, 4* (10), 616-625. Zugriff am 29. März 2016 unter https://doi.org/10.1016/S1470-2045(03)01221-X

Ma, D. W. & Mourtzakis, M. (2014). Special issue: The role of diet, body composition, and physical activity on cancer prevention, treatment, and survivorship. *Applied Physiology, Nutrition, and Metabolism, 39* (6), 1. Zugriff am 22. Februar 2016 unter https://doi.org/10.1139/apnm-2014-0131

mamazone – Frauen und Forschung gegen Brustkrebs e. V. (2016). *mamazone*. Zugriff am 03. März 2016 unter http://www.mamazone.de/brustkrebs/diagnosebrustkrebs/charakterisierung/

Markes, M., Brockow, T. & Resch, K.-L. (2006). Exercise for women receiving adjuvant therapy for breast cancer. *Cochrane Breast Cancer Group, 18* (4), 1-40. Zugriff am 23. März 2016 unter https://doi.org/10.1002/14651858.CD005001.pub2

McKay, G., Knott & V. & Delfabbro, P. (2013). Return to work and cancer The Australian Experience. *Journal of Occupational Rehabilitation, 23* (1), 93-105. Zugriff am 14. Dezember 2017 unter https://doi.org/10.1007/s10926-012-9386-9

McNeely, M. L., Campbell, K. L. & Rowe, B. H. et al. (2006). Effects of exercise on breast cancer patients and surviors: A systematic review and meta-analysis. *Canadian Medical Association Journal, 175* (1), 34-41. Zugriff am 29. März 2016unter https://doi.org/10.1503/cmaj.051073

McTiernan, A., Rajan, K. B. & Tworoger, S. S. et al. (2003). Adiposity and sex hormones in postmenopausal breast cancer surviors. *Journal of Clinical Oncology, 21* (10), 1961-1966. Zugriff am 11. April 2016 unter https://doi.org/10.1200/JCO.2003.07.057

Meißner, T. (2014). Schonen bei Krebs war gestern. *Ärzte Zeitung,* 85, 13. Zugriff am 14. Dezember 2017 unter https://www.aerztezeitung.de/medizin/krankheiten/krebs/article/866843/schonen-gestern-darum-profitieren-krebskranke-sport.html?sh=1&h=-1718772639

Meyerhardt, J. A., Giovannucci, E. L. & Holmes, M. D. et al. (2006). Physical activity and survival after colateral cancer diagnosis. *Journal of Cancer Oncology, 24* (22), 1-8. Zugriff am 15. Februar 2016 unter https://doi.org/10.1200/JCO.2006.06.0855

Michalek, R. D. & Rathmell, J. C. (2010). The metabolic life and times of a T-cell. *Immunological Reviews, 236* (1), 190-202. Zugriff am 21. März 2016 unter https://doi.org/10.1111/j.1600-065X.2010.00911.x

Mishra, S. I., Sherer, R. W. & Snyder, C. et al. (2012). Exercise interventions on health-related quality of life for people with cancer during active treatment. *Clinical Otolaryngology/Cochrane Database of Systematic Reviews, 37* (8), 390-392. Zugriff am 16. Februar 2016 unter https://doi.org/10.1002/14651858.CD008465.pub2

Mock, V., Dow, K. H. & Meares, C. J. et al. (1997). Effects on exercise on fatigue, physical functioning, and emotional distress during radiation therapy for breast cancer. *Oncology Nursing Forum, 24* (6), 991-1000. Zugriff am 14. Dezember 2017 unter http://europepmc.org/abstract/med/9243585

Mock, V., Pickett, M. & Ropka, M. E. et al. (2002). Fatigue and quality of life outcomes of exercise during cancer treatment. *Cancer practice, 9* (3),

119-127. Zugriff am 08. März 2016 unter https://doi.org/10.1046/ j.1523-5394.2001.009003119.x

Mohammadi, S., Sulaiman, S. & Koon, P. P. et al. (2013). Impact of healthy eating practices and physical activity on quality of life among breast cancer survivors. *Asian Pacific Journal of Cancer Prevention, 14* (1), 481-487. Zugriff am 14. März 2016 unter http://dx.doi.org/10.7314/APJCP.2013.14.1.481

Mohseni, M., Silvers, S. & McNeill, R. et al. (2011). Prevalence of hyponatremia renal dysfunction, and other electrolyte abnormalities among runners before and after completing a marathon or half marathon. *Sports Health: A Multidisciplinary Approach, 3* (2), 145-151. Zugriff am 21. März 2016 unter https://doi.org/10.1177/1941738111400561

Münstedt, K. & Künzel, W. (2003). Onkologische Supportivtherapie. *Gynäkologe, 36* (8), 657, Zugriff am 04. April 2016 unter https://doi.org/10.1007/s00129-003-1404-8, doi: 10.1007/s00129-003-1404-8

Mustian, K. M., Marrow, G. R. & Carroll, J. K. et al. (2007). Integrative nonpharmacologic behavioral interventions for the management of cancer-related fatigue. *The Oncologist, 12* (Supplement 1), 52-67. Zugriff am 04. April 2016 unter https://doi.org/10.1634/theoncologist.12-S1-52

Mustian, K. M., Sprod, L. K. & Janelsis, M. et al. (2012). Exercise recommandations for cancer-related fatigue, cognitive impairment, sleep problems, depression, pain, anxiety, and physical dysfunction – a review. *Supportive Oncology, 8* (2), 81-88. Zugriff am 30. März 2016 unter http://doi.org/10.17925/OHR.2012.08.2.81

Ness, K. K., Wall, M. M. & Oakes, J. M. et al. (2006). Physical performance limitations and participation restrictions among cancer survivors: A population-based study. *Annals of Epidemiology, 16* (3), 197-205. Zugriff am 04. April 2016 unter https://doi.org/10.1016/j.annepidem.2005.01.009

Ng, R., Better, N. & Green, M. D. (2006). Anticancer agents and cardiotoxicity. *Seminars in Oncology, 33* (1), 2-14. Zugriff am 31. März 2016 unter http://dx.doi.org/10.1053/j.seminoncol.2005.11.001

Nieman, D. C. (1994). Exercise, upper respiratory tract infection, and the immune system. *Medicine and Science in Sports and Exercises, 26* (2), 128-139. Zugriff am 24. März 2016 unter https://www.researchgate.net/publication/15033790_Exercise_upper_respiratory_tract_infection_and_the_immune_system oder unter https://doi.org/10.1249/00005768-199402000-00002

Nikander, R., Sievänen, H. & Ojala, K. et al. (2012). Effect of exercise on bone structural traits, physical performance and body composition in breast cancer patients – a 12-month RCT. *Journal of Musculoskelet and Neuronal Interactions, 12* (3), 127-135. Zugriff am 31. März 2016 unter https://www.ncbi.nlm.nih.gov/pubmed/22947544

Ott, C. D., Lindsey, A. M. & Gross, G. J. et al. (2004). Facilitative strategies, psychological factors, and strength/weight training behaviors in breast cancer survivors who are at risk for osteoporosis. *Orthopaedic Nursing, 23* (1), 45-52. Zugriff am 30. März 2016 unter https://insights.ovid.com/pubmed?pmid=14999952

Otto, S. (2017). *Arbeiten trotz Krebserkrankung.* Heidelberg: Springer, Zugriff am 19. Dezember 2017 unter http://www.springer.com/book/9783662548837 oder unter https://doi.org/10.1007/978-3-662-54883-7

Otto, S. (2015). *Brustkrebs – Hilfe im Bürokratie-Dschungel.* Heidelberg: Springer, Zugriff am 14. Dezember 2017 unter http://www.springer.com/de/book/9783662470718 oder unter https://doi.org/10.1007/978-3-662-47072-5

Payne, J. K., Held, J. & Thorpe, J. et al. (2008). Effect of exercise on biomarkers, fatigue, sleep disturbances, and depressive symptoms in older women with breast cancer receiving hormonal therapy. *Oncology Nursing Forum, 35* (4), 635-642. Zugriff am 08. April 2016 unter https://doi.org/10.1188/08.ONF.635-642

Pedersen, B. K. & Saltin, B. (2015). Exercise as medicine – evidence for prescribing exercise as therapy in 26 different chronic diseases. *Scandinavian Journal of Medicine and Science in Sports, 25* (Supplement 3), 1-72. Zugriff am 27. März 2016 unter https://doi.org/10.1111/sms.12581

Pertl, M. M., Quigley, J. & Hevey, D. (2014). 'I'm not complaining because I'm alive': Barriers to the emergence of a discourse of cancer-related fatigue. *Psychology & Health, 29* (2), 141-161. Zugriff am 08. März 2016 unter https://doi.org/10.1080/08870446.2013.839792

Pieters, H. C. (2016). "I'm still here": Resilience among older survivors of breast cancer. *Cancer Nursing, 39* (1), E20-E28. Zugriff am 14. Dezember 2017 unter https://insights.ovid.com/pubmed?pmid=25815429 oder unter https://doi.org/10.1097/NCC.0000000000000248

Rabin, C., Pinto, B. & Fava, J. (2016). Randomized trial of a physical activity and meditation intervention for young adult cancer survivors. *Journal of Adolescent and Young Adult Oncology, 5* (1), 41-47. Zugriff am 14. Dezember 2017 unter https://doi.org/10.1089/jayao.2015.0033

Reinertsen, K. V., Cvancarova, M. & Loge, J. H. et al. (2010). Predictors and course of chronic fatigue in long-term breast cancer survivors. *Journal of Cancer Survivorship, 4* (4), 405-414. Zugriff am 08. März 2016 unter https://doi.org/10.1007/s11764-010-0145-7

Rithirangsriroj, K., Manchana, T. & Akkayagorn, L. (2015). Efficacy of acupuncture in prevention of delayed chemotherapy induced nausea and vomiting in gynecologic cancer patients. *Gynecologic Oncology, 136* (1), 82-86. Zugriff am 14. Dezember 2017 unter https://doi.org/10.1016/j.ygyno.2014.10.025

Rosedale, M. (2009). Survivor loneliness of women following breast cancer. *Oncology Nursing Forum*, 36 (2), 175-183, Zugriff am 13. April 2016 unter https://doi.org/10.1188/09.ONF.175-183, doi:10.1188/09.ONF.175-183

Rutledge, L. & Denmark-Wanefried, W. (2016). Weight management and exercise for cancer survivors. *Clinical Journal of Oncology Nursing, 20* (2), 129-132. Zugriff am 30. März 2016 unter https://doi.org/10.1188/16.CJON.129-132

Sapienza, C. & Issa, J.-P. (2016). Diet, nutrition, and cancer epigenetics. *Annual Review of Nutrition, 36* (1), 665-681. Zugriff am 07. April 2016 unter https://doi.org/10.1146/annurev-nutr-121415-112634

Schellekens, M. P., Jansen, E. T. & Willemse, H. H. et al. (2016). A qualitative study on mindfulness-based stress reduction for breast cancer patients: How women experience participating with fellow patients. *Supportive Care in Cancer, 24* (4), 1813-1820. Zugriff am 07. April 2016 unter https://doi.org/10.1007/s00520-015-2954-8

Schmitz, K. H. & Speck, R. M. (2010). Risks and benefits of physical activity among breast cancer survivors who have completed treatment. *Women`s Health, 6* (2), 221-238. Zugriff am 15. Dezember 2017 unter https://doi.org/10.2217/whe.10.1

Scholz, W. (2012). Gibt es eine Krebspersönlichkeit? *Uro-News, 16* (2), 16-17. Zugriff am 06. April 2016 unter https://doi.org/10.1007/s00092-012-0045-4

Schwartz, A. L., Winters-Stone & K. & Gallucci, B. (2007). Exercise effects on bone mineral density in women with breast cancer receiving adjuvant chemotherapy. *Oncology Nursing Forum, 34* (3), 627-633. Zugriff am 31. März 2016 unter https://doi.org:/10.1188/07.ONF.627-633

Schwarz, R. (2004). Die „Krebspersönlichkeit" – Mythen und Forschungsresultate. *psychoneuro, 30* (4), 201-209. Zugriff am 06. April 2016 unter https://doi.org/10.1055/s-2004-826659

Schwarz, T. F. (2014). Jogging verringert die Brustkrebsmortalität. *Literatur kompakt, 19* (Supplement 1), 21. Zugriff am 24. März 2016 unter https://doi.org/10.1007/s15013-014-0534-5

Sekine, Y., Chiyo, M. & Iwata, T. et al. (2005). Perioperative rehabilitation and physiotherapy for lung cancer patients with chronic obstructive pulmonary disease. *The Japanese Journal of Thoracic and Cardiovascular Surgery, 53* (5), 237-243. Zugriff am 21. April 2016 unter https://doi.org/10.1007/s11748-005-0032-8

Singh, F., Newton, R. U. & Galvao, D. A. et al. (2013). A systematic review of pre-surgical exercise intervention studies with cancer patients. *Surgical Oncology, 22* (2), 92-104. Zugriff am 22. März 2016 unter https://doi.org/10.1016/j.suronc.2013.01.004

Sisk, A. & Fonteyn, M. (2016). Evidence-based yoga interventions for patients with cancer. *Clinical Journal of Oncology Nursing, 20* (2), 181-186. Zugriff am 07. April 2016 unter https://doi.org/10.1188/16. CJON.181-186#sthash.EEImFrBq.dpuf

Smuder, A. J., Kavazis, A. N. & Min, K. et al. (2011). Exercise protects against doxorubicin-induced oxidative stress and proteolysis in skeletal muscle. *Journal of Applied Physiology, 110* (4), 935-942. Zugriff am 27. März 2016 unter https://doi.org/10.1152/japplphysiol.00677.2010

Spatuzzi, R., Vespa, A. & Lorenzi, P. et al. (2016). Evaluation of social support, quality of life, and body image in women with breast cancer. *Breast Care, 11* (1), 28-32. Zugriff am 11. April 2016 unter https://doi.org/10.1159/000443493

Sternfeld, B., Weltzien, E. & Quesenberry, C. P. et al. (2009). Physical activity and risk of recurrence and mortality in breast cancer survivors: Findings from the LACE study. *Cancer Epidemiology, Biomarkers and Prevention, 18* (1), 87-95. Zugriff am 11. April 2016 unter https://doi.org/10.1158/1055-9965.EPI-08-0595

Stevinson, C., Lawlor, D. A. & Fox, K. R. (2004). Exercise interventions for cancer patients: Systematic review of controlled trials. *Cancer Causes Conrol, 15* (10), 1035-1056. Zugriff am 29. März 2016 unter http://scholar.google.de/scholar_url?url=https://www.researchgate.net/

profile/Kenneth_Fox/publication/7935512_Exercise_Interven
tions_for_Cancer_Patients_Systematic_Review_of_Controlled_
Trials/links/54515ea90cf24884d886ffd9/Exercise-Interven
tions-for-Cancer-Patients-Systematic-Review-of-Controlled-Trials.
pdf&hl=de&sa=X&scisig=AAGBfmObQ_mqZlBbSTBtFrggn6_I7U0r5Q
&nossl=1&oi=scholarr&ved=0ahUKEwirzeCu8ovYAhUGmbQKHYOaA
NoQgAMIJigAMAA

Switzer, K. (2011). *Marathon Woman: Die Frau, die den Laufsport revoluti-
onierte.* Hamburg: spomedis.

Travier, N., Velthuis, M. J. & Steins Bisschop, C. N. et al. (2015). Effects
of an 18-week exercise programme started early during breast cancer treatment: A randomised controlled trial. *BioMed Central Medicine, 121* (13), 1-11. Zugriff am 22. März 2016 unter https://doi.
org/10.1186/s12916-015-0362-z

Urbscheit, N. & Brown, K. (2014). The association between physical activity and breast cancer recurrence and survival. *Current Nutrition
Reports, 6* (3), 16-21. Zugriff am 12. April 2016 unter https://doi.
org/10.1007/s13668-013-0067-x

Valenti, M., Porzio, G. & Aielli, F. et al. (2008). Physical exercise and quality of life in breast cancer survivors. *International Journal of Medical
Sciences, 5* (1), 24-28. Zugriff am 23. März 2016 unter https://doi.
org/10.7150/ijms.5.24

Verband für Behinderten- und Rehabilitationssport M-V e. V. (2017). *Infor-
mationen für Ärzte.* Zugriff am 15. Dezember 2017 unter http://www.
vbrs-mv.de/de/rehasport/Aerzte.php

Wess, O. (2004). Physikalische Grundlagen der extrakorporalen Stoßwellentherapie. *Journal für Mineralstoffwechsel, 4* (11), 7-18, Zugriff am 07.
April 2016 unter http://scholar.google.de/scholar_url?url=http://
www.kup.at/kup/pdf/4805.pdf&hl=de&sa=X&scisig=AAGBfm3-
hQaUUDIN-JXnpJ3nYA_j7fVLdA&nossl=1&oi=scholarr&ved=0ahUKEw
jKoaHm9YvYAhWKmbQKHV3WBmEQgAMIJigAMAA

Williams, P. T. (2014). Significantly greater reduction in breast cancer mortality from post-diagnosis running than walking. *International Journal of Cancer, 135* (5), 1195-1202. Zugriff am 24. März 2016 unter https://doi.org/10.1002/ijc.28740

Wiskemann, J. & Steindorf, K. (2014). Krafttraining als Supportivtherapie für Krebspatienten. *Deutsche Zeitschrift für Sportmedizin, 65* (1), 22-24. Zugriff am 04. April 2016 unter https://doi.org/10.5960/dzsm.2013.090

Witt-Sherman, D., Rosedale, M. & Haber, J. (2012). Reclaiming life on one's own terms: A grounded theory study of the process of breast cancer survivorship. *Oncology Nursing Forum, 39* (3), E258-E268. Zugriff am 13. April 2016 unter https://doi.org/10.1188/12.ONF.E258-E268

Wood, W. A., Phillips, B. & Smith-Ryan, A. E. et al. (2016). Personalized home-based interval exercise training may improve cardiorespiratory fitness in cancer patients preparing to undergo hematopoietic cell transplantation. *Bone Marrow Transplantation, 51* (7), 967-972. Zugriff am 15. Dezember 2017 unter https://doi.org/10.1038/bmt.2016.73

World Cancer Research Fund & American Institute for Cancer Research. (2007). Food, nutrition, physical activity, and the prevention of cancer: A global perspective. *Second expert report. Washington: American Institute for Cancer Research (AICR).* Zugriff am 17. Dezember 2017 unter www.aicr.org/assets/docs/pdf/reports/Second_Expert_Report.pdf

Youssef, G. & Links, M. (2005). The prevention and management of cardiovascular complications of chemotherapy in patients with cancer. *American Journal of Cardiovascular Drugs, 5* (4), 233-243. Zugriff am17. Dezember 2017 unter https://doi.org/10.2165/00129784-200505040-00003

Zimmer, P., Baumann, F. T. & Bloch, W. et al. (2016). Impact of a half marathon on cellular immune system, proinflammatory cytokine levels, and recovery behavior of breast cancer patients in the aftercare compared to healthy controls. *European Journal of Haematology, 96* (2), 152-159. Zugriff am 21. März 2016 unter https://doi.org/10.1111/ejh.12561

Zimmer, P., Borowik, S. & Bloch, W. et al. (2015). Krafttraining gleich Krafttraining? Neue Erkenntnisse für die onkologische Trainingstherapie. *Deutsche Zeitschrift für Onkologie, 47* (2), 70-74. Zugriff am 21. März 2016 unter https://doi.org/10.1055/s-0035-1547546

Bildnachweis:

Coverfoto und Bilder Innenteil: ©Sandra Otto

Satz: Amnet Systems Private Limited, Chennai India

Layout & Umschlaggestaltung: Annika Naas

Lektorat: Dr. Irmgard Jaeger, Riccardo Rip

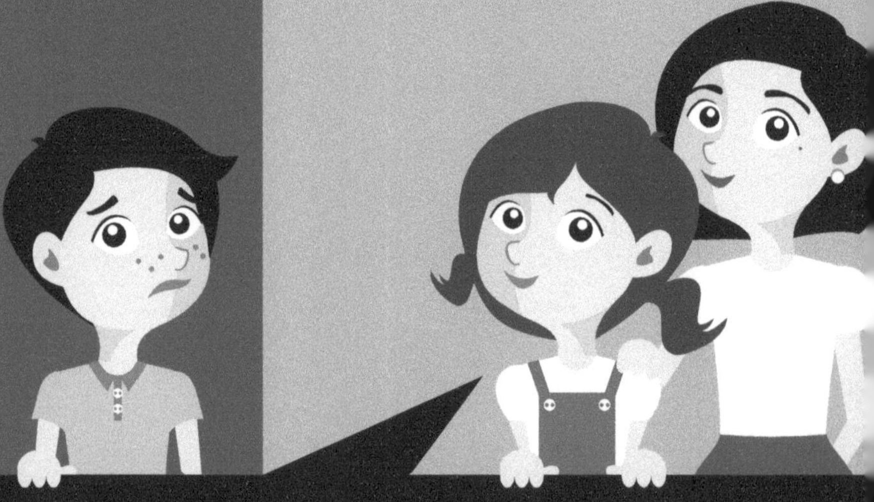

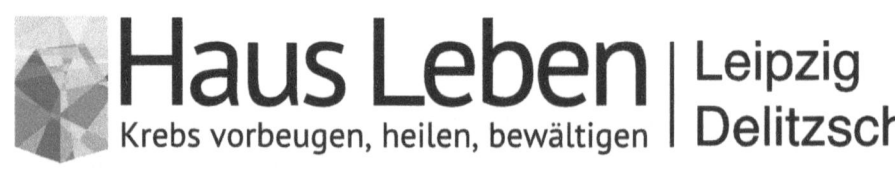

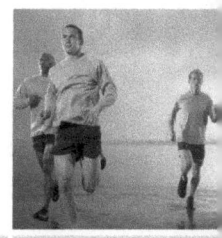

MEHR TITEL IM
MEYER & MEYER VERLAG

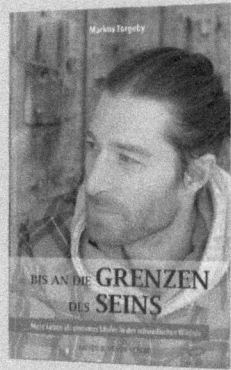

MEHR TITEL IM
MEYER & MEYER VERLAG

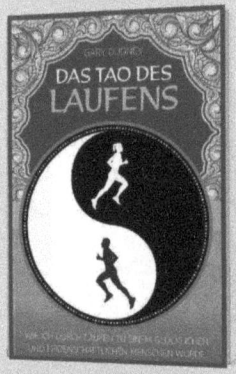

312 Seiten, 13,6 X 20,5 cm

PB, 45 Fotos, s/w

ISBN: 978-3-8403-7560-6

[D] 16,95/[A] 17,50

DAS TAO DES LAUFENS

WIE ICH DURCH LAUFEN ZU EINEM GLÜCKLICHEN UND LEIDENSCHAFTLICHEN MENSCHEN WURDE

Laufen ist mehr, als nur einen Fuß vor den anderen zu setzen. Laufen kann zu Spiritualismus und Achtsamkeit führen; es kann grundlegende Lektionen vermitteln über Ziele, das Bewusstsein Ihrer selbst und über Ihre persönliche Weiterentwicklung; es kann eine existenzielle Erfahrung sein, die Sie verändert. Das Tao des Laufens bietet eine neue Sichtweise auf diese mentale Seite des Laufens. Es zeigt Ihnen, wie Sie Achtsamkeit nutzen können, um Spannung in Ihrem Leben abzubauen, positiv zu denken, gleichgültig, wie groß die Herausforderung auch sein mag, und mit Leidenschaft zu laufen

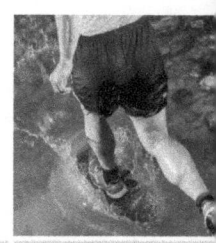

MENTALTRAINING FÜR LÄUFER
WEIL LAUFEN AUCH KOPFSACHE IST

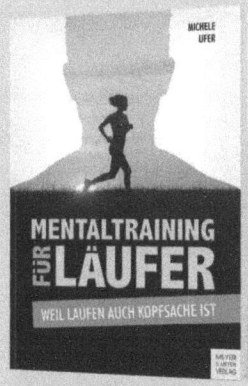

Dieser Ratgeber gibt dem Leser in kompakter Form hochwirksame Übungen zum psychologisch fundierten Selbstcoaching und mentalen Training sowie Denkanstöße zur Selbstreflexion an die Hand. Die Ansätze haben sich im Rahmen von Coachings mit zahlreichen Ausdauersportlern im In- und Ausland bewährt, um signifikante, teils auch dramatische Verbesserungen in den Bereichen Motivation, Leistung und Gesundheit/Wohlbefinden zu erzielen.

280 Seiten, 16,5 X 24 cm
PB, 32 Fotos,
14 Abbildungen,
21 Tabellen, in Farbe
ISBN: 978-3-89899-926-7
[D] 19,95/[A] 20,60

* Preisänderungen vorbehalten und Preisangaben ohne Gewähr! ©Adobe Stock

MEYER & MEYER
Fachverlag GmbH
Von-Coels-Str. 390
52080 Aachen

Telefon	02 41 - 9 58 10 - 13
Fax	02 41 - 9 58 10 - 10
E-Mail	vertrieb@m-m-sports.com
Webseite	www.dersportverlag.de

MEYER
& MEYER
VERLAG

Unsere Bücher erhalten Sie online oder bei Ihrem Buchhändler.